U0122096

全国中医药行业高等教育"十四五"创新教材

中医导引学

（供康复医学、中西医临床医学、中医学、中医养生学等专业用）

主　审　洪　净　柳长华
主　编　严蔚冰

全国百佳图书出版单位
中国中医药出版社
·北　京·

图书在版编目（CIP）数据

中医导引学 / 严蔚冰主编 . —北京：中国中医药
出版社，2023.6
全国中医药行业高等教育"十四五"创新教材
ISBN 978 – 7 – 5132 – 8143 – 0

Ⅰ.①中… Ⅱ.①严… Ⅲ.①导引—中医学院—教材
Ⅳ.① R247.4

中国国家版本馆 CIP 数据核字（2023）第 079208 号

中国中医药出版社出版

北京经济技术开发区科创十三街 31 号院二区 8 号楼
邮政编码 100176
传真 010-64405721
保定市西城胶印有限公司印刷
各地新华书店经销

开本 787×1092 1/16 印张 13.25 字数 295 千字
2023 年 6 月第 1 版 2023 年 6 月第 1 次印刷
书号 ISBN 978 – 7 – 5132 – 8143 – 0

定价 59.00 元
网址 www.cptcm.com

服 务 热 线 010-64405510
购 书 热 线 010-89535836
维 权 打 假 010-64405753

微信服务号 zgzyycbs
微商城网址 https://kdt.im/LIdUGr
官 方 微 博 http://e.weibo.com/cptcm
天猫旗舰店网址 https://zgzyycbs.tmall.com

如有印装质量问题请与本社出版部联系（010-64405510）

全国中医药行业高等教育"十四五"创新教材

《中医导引学》编委会

柳 序

中国地域广阔，历史悠久，民族众多，各地域的风物人情信仰往往不同，史学家们将中国的文化分为黄河上游、黄河下游、长江中下游三大区系，中国医学的世系，亦上溯至传说中的伏羲、神农、黄帝，与三大文化区系息息相关。《素问·异法方宜论》讲述了"砭石从东方来""毒药从西方来""灸焫从北方来""九针从南方来""导引按跷从中央出"的历史，按中国医学真实的传承世系，可分为东方以扁鹊为代表的"经脉医学"，西方以神农、伊尹为代表的"汤液医学"和中央以彭祖为代表的"导引医学"。这些发源于不同地域的医学，随着时间的演进不断融合，观《史记·扁鹊仓公列传》可见其大意。西汉末年，刘向等整理国家图书，采用"辨章学术，考镜源流"及"以人类书"的方法，将医学定著为"方技"一大类，包括"医经""经方""房中""神仙"四家。医经乃扁鹊之学，经方乃伊尹之学，"房中"与"神仙"乃"导引医学"之滥觞，实"三系"而已。

导引行气之术源远流长，早期的导引文献如春秋时的《行气玉佩铭》、西汉马王堆的《导引图》、张家山汉墓的《引书》，以及《黄帝内经》《抱朴子内外篇》《诸病源候论》等，唐宋以后，滋滋不息，大师名作辈出。秦汉时为预防祛病之要法，晋唐添为内炼精气神以养护性命的要旨，并演绎为性命双修的内丹炼养术，宋元至明清则进一步理论化与系统化，行气、导引、按摩融为一体，以除致病之邪气，散化瘀阻或邪毒，预防或治疗某些病证，达到坚固五脏精气、调和气血阴阳、强壮体质、祛病延年的目的，为中医养生治未病之重要方法。今溯其本源，称之为导引医学。

古本易筋经十二势导引法，理论与实修兼备，一直是大众强身健体的重要方法。因古本易筋经十二势导引法源于古代导引医学，中医之生命观是其核心理论，2014 年进入国家级非物质文化遗产传统医药类保护项目，上海严蔚冰先生是其代表性传承人。现今，上海中医药大学、湖北中医药大学、安徽中医药大学等多所学校开设了"中医导引学"课程，其线上课程被全国26所高校选修，并在各中医院和广大中医爱好者中形成了"学习导引，自主健康"之风潮，令人欣慰，是为之序。

癸卯春柳长华于扁仓书院

前 言

导引作为中医六艺之一，不仅是中医人的锻炼方法和养生宝典，更是临床治疗、康复的有效手段。《中医导引学》以"传承精华、守正创新"为指导思想，厘清导引的传承脉络，将散落于各中医典籍中的导引之理、法、方汇编成册，并将近年来各医院、临床机构运用导引与中药、针灸、推拿、手术及其他非药物疗法相结合开展临证治疗的思路与经验进行总结，兼具专业性和实用性。

关于导引，我们首先需要明白它的定位——导引个仅是中医人的运动方法，更是中医六大技术体系之一，历史上既有分门别类、清晰记载着适用于各种病证导引方的《诸病源候论》，又有以中医经典理论统摄的导引法（五禽戏、易筋经、八段锦等），在数千年的传承中被广泛应用于养生、治未病、治已病及疾病康复等各个领域。

《素问病机气宜保命集·原道论第一》云："主性命者在乎人，去性命者亦在乎人，养性命者亦在乎人。何则？修短寿夭，皆自人为。"导引强调人的主观能动性，以经筋系统为抓手，引筋骨以舒展；以经络系统为抓手，导气血以调达。其现实意义有四。

一、丰富临床应用：里应外合，杂合以治

针、灸、砭、药、导引、按跷所谓中医六艺者，各有宜忌，若能审时度势、杂合以治，可得里应外合，事半功倍之效。《素问·异法方宜论》曰："故圣人杂合以治，各得其所宜。"

临床应用时我们发现肺癌患者在服用中药前，若先以导引疏导脾经，可帮助药物运化吸收；服药后再行导引肺经，可助药之性味顺畅条达。两相和合，功药并进。

又如常见的筋骨损伤，若在针灸、推拿、药物的外助之余，让患者以导

引之法舒筋骨、松关节、活气血，可有效缩短病程，改善预后。

又如帕金森病中致死率最高的吞咽障碍，一方面可导引足厥阴肝经，助肝气疏泄；另一方面辅以咽喉部导引法，双管齐下，可有效改善吞咽功能和语言功能，亦能防止"面具脸"的产生。

随着时代的发展，科技的进步，在传统医学和现代医学的合力之下，不少"绝症"的死亡率大大下降，患者的生存期得以延长，而老龄化社会的到来，让各种"慢性疾病"成为现代社会医疗问题的主要困境。这就给了"绿色安全、自主健康"的导引医学更多的应用空间。

导引充分发挥了患者的主观能动性，改变了由医生单方面帮助患者的模式，倡导医患协同，共同御疾，既提高了疗效，减轻了医生负担，也让患者在心理上更有参与感，生理上更有获得感。

二、助益医生健康：正气存内，邪不可干

中医学不讲病毒细菌，而以正邪之气论之，故疗疾有"扶正祛邪"之理，养生有"正气存内，邪不可干"之说。

中医临床医生常年与患者相处，加上长时间高强度的工作，一旦正气亏虚，则易为病邪之气所侵。我们认为，中医人在工作之余以导引之法舒筋骨、解疲乏、提正气，是重要的自我保护方法。尤其是常年治疗专病的医生，更要注意对自身相应经络、脏腑的调养。

三、提高教学质量：内求内证，身体力行

近年来，随着中医药事业的蓬勃发展，来自全国及自世界各地的中医学生日益增多，每年更有不少西医医生参与到"西学中"的培训中来。

但是，中医之学习不同于其他学科，更加要求理论与实践相结合，需要内观、内求、内证。如果学习中医者对自身的身心状况无所觉知，仅靠学习背诵大量理论、定义，是无益于深入理解和掌握的。

我们通过多年的教学实践发现，无论是医药学院的国内学生还是国际教育学院的外国学生，乃至"西学中"的中青年西医，在学习导引后，都能更直观地感知和调节自身筋骨、气血的状态，进一步加深对中医基础理论中相关定义的认知和掌握。而坚持练习导引，强健体魄、养气安神，也为今后的从医生涯奠定了坚实的基础。

四、助力"健康中国"：伸筋行气，自主健康

导引并不能解决所有的健康和疾病问题，但它填补了当下健康与医疗问题的一块短板，即"遇事外求"，习惯性地依赖外在帮助，而忽视了自身的主观能动性。有着14亿多庞大人口的中国，如果不能发挥每个国人的自主健康意识，赋予其自主健康的技能，将会对我国的医疗和财政造成巨大负担。

多年来，我们通过"非遗"进社区、进校园、进乡村、进楼宇，在城市和乡村开展知识加技能的健康科普宣教工作，使专业的健康知识、技能能够资源下沉到基层，通过线上教学、线下传习、健康宣教、中医讲座等形式，使参与者"知、信、行合一"，帮助街镇、乡村实现可持续、可推广的自我健康管理模式，引领带动百万国人积极参与，养成健康的生活方式。假以时日，当我们全体国人逐渐具备了这种意识，并掌握了安全易行的理论和方法，其所形成的合力必将迸发出强大的活力，有效推动"健康中国2030"规划的实施。

导引是一门既古老又新兴的学科，有着璀璨的历史和暗淡的记忆，其回归院校、回归临床之路需要一个较长的积累过程。但我们坚信，在全体中医人的努力下，道阻且长，行则必至，践行不辍，未来可期。

严蔚冰

癸卯立春

编写说明

中医导引学是一门研究人体生理、心理及疾病预防、诊疗和康复的学科，秉承中医学的生命观、疾病观和诊疗观，在养生、治未病、治已病、康复、保命的各个阶段，可以发挥重要作用。其独到之处在于将医者与患者自身融入整个生命养护系统之中，需要人们身体力行地内求、内证，学习、践行，以扶正祛邪，治病祛疾。

近年来，慢性非传染性疾病日益高发，其发病隐匿、病程长、不能自愈且难以治愈的特点消耗着大量医疗卫生和社会经济资源，给患者、家庭和社会带来沉重的负担。人们在健康教育、常规治疗与康复之外，还需要自身能积极地参与其中。中医导引能充分调动人的主观能动性，绿色安全，简便易行。临床数据显示，中医导引在帕金森病、阿尔茨海默病等老年性脑病，焦虑、抑郁等神经系统疾病及青少年智力残障的临床康复干预中取得了显著的效果，充分显示了其在慢病康复干预中的优势。在此基础上，将科研临床与教学相结合，开展临床运用技术的发掘，努力揭示中医导引在现代多发病、难治病中的独特预防、治疗与康复作用，并进行系统的整理与教学，有利于中医导引创造性地转化成针对性和重复性强的临床路径，有助于中医导引理论研究的继承和发展。

本教材可供康复医学、中西医临床医学、中医学、中医养生学等专业使用。根据"培养有职业道德、文化素养、实践能力和创新精神的医学专门人才"的培养目标，在编写思路上突出历史源流、基础理论、导引实践和临床技能的培养。

本教材在内容汇编和教学设计上主要体现三个中心：以历史发展源流为中心，以导引法实修实践为中心，以临床病案为中心。其体现了理论深度与临证实践相呼应，学习体悟与探索研究相贯通的多元化、立体型的教学特点。

本教材各章内容和分工如下：第一章由严蔚冰、严石卿执笔，第二章、

第三章由王兴伊、谢青云、严石卿执笔，第四章由严蔚冰、郭现辉、汤伟执笔，第五章由严蔚冰、严石卿执笔，第六章由严蔚冰、严石卿、孙萍萍执笔，第七章由严蔚冰、李殿友、罗从风、蒋诗超执笔，第八章由严蔚冰、严石卿、韦丹、王振强、田建辉、孙萍萍、关鑫、刘苓霜、朱文宗、朱炜、李利军、杨志敏、周天梅、赵宏利、梁凤霞、彭剑虹执笔。

本教材的编写，得到了各编者所在院校的大力支持，上海中医药大学原副校长胡鸿毅及严隽陶教授、胡军教授、姚斐教授、刘玉超教授，江西中医药大学朱卫丰校长、张敬文教授，湖南中医药大学原党委书记黄惠勇，福建中医药大学李灿东校长等专家对教材提出了宝贵意见，中国中医药出版社单宝枝主任为本书的编辑付出了辛勤的劳动，上海三联书店出版社资深美编范峤青女士为本书专门绘制了系列插画，在此一并致以衷心的感谢。同时，特别感谢湖南中医药大学洪净教授、中国中医科学院柳长华教授对教材审阅和提出宝贵意见。

本教材在编写过程中，限于时间和经验，若有不当之处，我们诚恳地期望各位学界专家、老师、同道及学习本教材的学生们提出宝贵的意见，以便进一步修订提高。

《中医导引学》编委会

2023 年 3 月

目 录

第一章　中医导引学绪论 ▷▷▷▷

中医学是一门研究人体和人生的学科，天人合一生命整体观、以人为本、辨证施治等经典理论皆出于此。中医学在养生、治未病、治已病、康复、保命各个阶段，始终关注人的性命。因此，中医研究的对象始终是"人"而不是"物"。

《素问·异法方宜论》曰："中央者，其地平以湿，天地所以生万物也众。其民食杂而不劳，故其病多痿厥寒热，其治宜导引按跷。故导引按跷者，亦从中央出也。"导引是中医学最古老的体系之一，伴随中医学的发展，《黄帝内经》将中医学归纳为"六艺"即针、灸、砭、药、导引、按跷。导引是自救、自疗、自养的内应之法，其他诸法则是外援之法，两相和合，可起里应外合、事半功倍之效。

中医导引学是一门研究"活人"的学问，秉承中医学的生命观、疾病观和诊疗观，其独到之处在于将自身也融入整个生命养护系统之中，需要身体力行地内求、内证，学习、践行。通常医疗的思维是外求，即求助于外援法以扶正祛邪，而导引法则是内求，是人人都应该学习掌握的自我诊疗之法。中医导引法是以中医整体观、经络学说、气血理论及现代医学的有关理论为指导，综合了环境、形体、呼吸、心理等多种干预手段，为历代医家所重视和传承，在临床医学中发挥了重要作用。晋代医家葛洪在《抱朴子》中指出："导引，疗未患之疾，通不和之气。动之则百关气畅，闭之则三宫血凝，实养生之大律，祛疾之玄术矣。"可见导引在中医养生和治疗中均占有极其重要的地位。

导引，又作"道引"。"导"，清代段玉裁在《说文解字注》中注解为："引也。经传多假道为导。义本通也。从寸。引之必以法度。道声。"可见"导"有指明方向之意，遵循一定的规矩、法度之方法。

"引"，《说文解字注》曰："开弓也。开下曰张也。是门可曰张。弓可曰开。相为转注也。施弦于弓曰张。钩弦使满，以竟矢之长亦曰张。是谓之引。凡延长之称，开导之称皆引申于此。小雅楚茨，大雅召旻毛传皆曰。引，长也。从弓丨。此引而上行之丨也。为会意。丨亦象矢形。余忍切。十二部。"可见"引"包含了两层意思：一是将箭搭在弓弦上的动作；二是将弦拉开使弓撑满的状态。而《辞源》则对该字解释为："开弓也。延长也。【易经】引而伸之。"根据《说文解字注》和《辞源》的说法，"引"字当解为"引伸、延长"之意。

"导引"一词，最早见于先秦的《庄子·外篇·刻意》，其曰："吹呴呼吸，吐故纳新，熊经鸟伸，为寿而已矣。此道引之士，养形之人，彭祖寿考者之所好也。"庄子认为经过刻意的吐故纳新和舒展筋骨的"导引行气"，人们也可以像彭祖那样健康长寿。

晋代李颐为《庄子·外篇·刻意》作注时所提炼的八个字"导气令和，引体令柔"

高度概括了导引法的本质特点，得到了广泛认可。李颐将"导引"定义为调整呼吸，使脏腑经络之气和顺条达，引伸肢体，使身体灵活柔和的运动，明确了其两个基本要素：其一，疏通宣导气机，即调整呼吸；其二，拉伸舒展身体，即引伸肢体。

唐代释慧琳在《一切经音义》中是这样定义导引按摩的："凡人自摩自捏，伸缩手足，除劳去烦，名为导引。若使别人握撤肢体，或摩或捏，即名按摩也。"在此清晰地区分了"导引"与"按摩"的不同概念，"导引"的特点是自身主动地牵伸肢体与按跷，而按摩、推拿则要求助于他人。

导引行气对于环境、方位和时间有要求，如《素问·刺法论》曰："所有自来肾有久病者，可以寅时面向南，净神不乱思，闭气不息七遍，以引颈咽气顺之，如咽甚硬物，如此七遍后，饵舌下津令无数。"作为一种中医治疗方法，也应遵循天人合一、以人为本和因人而异的原则，设计导引行气的处方。

中医导引并不复杂，而且是针对性极强的疗法，东晋的葛洪在《抱朴子·内篇·别旨》中曰："夫导引，不在于立名、象物、粉绘、表形、著图，但无名状也。或伸屈，或俯仰，或行卧，或倚立，或蹲踞，或徐步，或吟，或息，皆导引也。不必每晨为之，但觉身有不理则行之，皆当闭气。闭气，节其气冲以通也。亦不待立息数，待气似极，则先以鼻少引入，然后口吐出也。缘气闭既久则冲喉，若不更引而便以口吐，则气不一，粗而伤肺矣。如此但疾愈则已，不可使身汗，有汗则受风，以摇动故也。凡人导引，关节有声，如不引则声大，小引则声小，则筋缓气通也。"由此可见，导引按跷是为了行气，这也进一步证明了现存最古老的文物《行气玉佩铭》养生治病价值。对于导引势没有特别的要求，只要能理气、顺气，做完导引后，疼痛胀麻得以缓解，疲劳得到消除，气和体柔即可。最佳的导引方式是融入日常生活之中，这在导引治疗专著《诸病源候论》里有详细的记载，真可谓行走、坐卧、呼吸吐纳和观想等皆为"导引"。

导引的主要目的是"行气"，行气的目的是"和气"，故曰：导气令和，引体令柔，气和体柔，健康可求。

如《素问·阴阳应象大论》云："血实宜决之，气虚宜掣引之。"对于气虚者，治以导引是炼精化气，以补气虚。

又如《素问·奇病论》云："病名曰息积，此不妨于食，不可灸刺，积为导引服药，药不能独治也。"可见息积之疾须用导引之法宣导气血，结合药物慢慢调治方为良策。

导引的另一个目的是"升阳"。人体之阳气对健康来说十分重要，人的精神靠它的温煦养护，筋骨、气血靠它温煦营养。如果阳气虚，不能掌管汗孔的启闭，使汗孔开合失当，寒邪就可以乘虚而入。若寒邪留滞在筋膜之中，则使人体伛偻不能直立。

《素问·生气通天论》曰："故阳气者，一日而主外，平旦人气生，日中而阳气隆，日西而阳气已虚，气门乃闭。是故暮而收拒，无扰筋骨，无见雾露，反此三时，形乃困薄。"

人身之阴阳与自然相应，早晨阳生而上；日中阳极而阴生；日落阳气已虚弱，因此晚上宜静不宜动，以免扰动筋骨，外邪入侵，有伤形体。而现代城市中屡见不鲜的夜跑、夜练，晨不能起，恰恰违背了阴阳的原则，使阴阳颠倒，如此何言健康？"无损为养"是养生之大律。明代医学家万全也提出"慎动"之嘱。

对于导引可综合归纳为：第一，"导引"的本质属性是主动性的却病手段和养生方法；第二，"导引"的形式有动和静两类，针对具体的对象和疾病需求，可以从肢体导引入手，配合呼吸和意念；第三，"导引"的功能价值是通过伸展形骸、宣导气血，从而祛病健体、益寿延年。导引作为一种重要的医疗保健措施，导引行气必须在特定的环境下做升降开合、吐故纳新，使气息调和，要有相应的法度，不断地重温，使身体的觉知程度提高，导引行气使脏腑经络之气和顺条达。导引明确了其四个基本要素：其一，安静、舒适和空气清新的环境；其二，吐故纳新，疏通宣导气机，即调和气息；其三，牵伸舒展肢体，放松筋骨，使筋强骨壮；其四，使心静体松，心平气和。

导引是中国传统医学的核心之一，有着悠久的历史、丰富的史料和完备的理论、方法体系，与神农的汤液醪醴、扁鹊、仓公的脉诊奠定了古代中医学的基础。中医治疗强调"以人为本"，绿色、安全的中医导引能充分调动人的主观能动性，发挥中医在疾病治疗、康复中的优势。古老而年轻的中医导引学的回归，既可丰富和发展中医非药物疗法的内容，使中医药体系进一步完整，也有助于"健康中国"的推动和落实。

第二章 中医导引学发展源流 ▷▷▷

第一节 起　源

从现有的文献资料看，中医导引起源很早。如《素问·异法方宜论》中记载："中央者，其地平以湿，天地所以生万物也众。其民食杂而不劳，故其病多痿厥寒热，其治宜导引按跷。故导引按跷者，亦从中央出也。"这里明确指出，导引法来自"中央之地"。此处的"中央之地"即是当时的中华文明行政中心，也就是中华文明的发源地——黄河上游一带。秦代《吕氏春秋·古乐》中称："昔陶唐氏之始，阴多滞伏而湛积，水道壅塞，不行其源，民气郁阏而滞著，筋骨瑟缩不达，故为舞以宣导之。"这里提到的陶唐氏用"舞"来宣导气血和调达筋骨，可以看作是医疗导引最早的来源。陶唐氏即是上古帝王尧帝，距今已有 4000 多年，他主要在古唐国（今山西临汾尧都区，古称河东地区）一带活动，又因其 13 岁时被封于陶地（山西临汾市襄汾县陶氏村一带），故后人又以陶唐氏称之。尧帝所生活的区域，正是当时的"中央之地"，故《黄帝内经》中所称的导引来源于"中央之地"，可能就是指尧帝为舞宣导，以伸筋行气。或许我们可以认为，尧帝是有文献可查的导引源头之一。

从上我们可以看出，导引作为一项技术，其最初被发明的目的就是治疗疾病。《黄帝内经》中除了在"异法方宜论"篇中提到导引可以治疗"痿厥寒热"一类的病证外，在"奇病论"篇中还提到，有"病胁下满，气逆，二三岁不已"的"息积"病（类似于现代疾病中的肺癌），需要用导引配合服药治疗，并特别指出"药不能独治也"。《临证医案指南·积聚》中认为这是因为"善导引能行积气，药力亦借导引而行故也"。正因为导引法有着这样优秀的治疗功用，所以在《素问·异法方宜论》中，才把导引与药、针、灸、砭石、按跷一起列为中医的六大常规治疗手段。

第二节　历史发展

导引的根本目的是保命、养生、治未病、治已病、康复，为历代医者、大家所重。

战国时期的庄子在其著作《庄子·外篇·刻意》中说："吹呴呼吸，吐故纳新，熊经鸟伸，为寿而已矣。此道引之士，养形之人，彭祖寿考者之所好也。"熊经，即模仿熊爬行的姿势；鸟伸，即模仿鸟类伸展翅膀的动作。从这里我们可以看出，庄子所见的导引法，形式已经多样化了，不但有"吹呴呼吸，吐故纳新"这样的呼吸导引法，还有

"熊经鸟伸"这样的模仿动物的仿生导引法。彭祖是古代著名的养生家，《列仙传》中称其"历夏至殷末八百余岁"，所以庄子的记载告诉我们，在春秋战国时代，像彭祖这样的养生家主要是通过练习导引"吹呴呼吸"和"熊经鸟伸"来养生长寿的。

从庄子的记载中我们可以看出，庄子时代的导引法不再限于最初尧帝发明的那样，是舞的形式，而是有呼吸的导引和模仿动作的导引，另外尧帝时期的舞（导引）是用于疾病治疗，而战国时代庄子所见的导引主要是用于养生的，这也说明养生保健的导引法在那个时代也非常流行。

此后导引法的发展基本都是养生和治疗并行，直到唐宋时才略有些向保健方向倾斜。我们根据其发展历程，大致将其分为四个时期。

一、汉代至隋代——导引学临床治疗的繁荣丰富时期

一般认为，《黄帝内经》成书于西汉之前，虽然有成书于西汉时期的说法，但其内容的形成必早于汉代，故认为是汉之前的医学内容总结。该书虽然提到了导引，并将导引列为六大治疗方法之一，但并未提及具体的操作方法。在《灵枢·病传》篇中，黄帝向岐伯发问："余受九针于夫子，而私览于诸方，或有导引行气、乔摩、灸熨、刺焫、饮药之一者，可独守耶，将尽行之乎？"从这里可以看出，黄帝除了向岐伯学习九针技法之外，私下还学习中医的其他治疗方法，其中就有导引一门。但是导引如何治病，《内经》中并没有详细记载，直到汉代两件的出土文献才为我们揭开了这个面纱，那就是《引书》和《导引图》。

《引书》是1983年12月至1984年1月于湖北江陵县张家山汉墓中出土的1236枚竹简中的一部文献，其入土年代为公元前186年。《引书》共有竹简112枚，共3235字。书前题有书名"引书"二字，这正是上文黄帝所提到的阅览的"诸方"中的导引专书，也是目前所能见到的最早的导引学专著。

《引书》全书可分为三个部分。第一部分是阐述四季养生之道。第一句"春产、夏长、秋收、冬臧（藏），此彭祖之道也"，说明顺应四时养生是长寿的关键，这也体现了《引书》首重养生的思想。《引书》详细地对人的四季养生提出了不同的要求。如春天早起后，先"弃水"（小便），"澡漱（漱）"，"洒齿"（刷牙），然后"广步于庭，被发缓行"，承受地上的清露，吸取天空的精气，最后饮清水一杯，以增进健康。《引书》的这部分内容与《素问》中的"四气调神大论"篇内容高度重合，可以看出，《素问》的"四气调神大论"是在《引书》的这段文字的基础上所做的增改。《引书》第二部分记载导引法式以及用导引法治疗疾病的方法，是全书的主体。它介绍了大约86种术式和一套24个动作的导引操。该部分又可分为三节。其中第一节是基本动作说明，共41式，每一个术式有一个名字。比如说第一式是"举胻交股，更上更下卅，曰交股"，就是将两腿悬起，互相交叉上下挥动。这一术式是根据动作特点而命名为"交股"。第二式是"信（伸）胻诎（屈）指卅，曰尺污（蠖）"。此式模仿尺蠖的蠕动爬行，是依据仿生法来命名。第二节是导引的医学应用，共45条，占全书篇幅的2/3，是重点中的重点。该节叙述了45种病证的导引疗法，涉及现代医学中的内、外、泌尿、五官、口腔、精神

各科。该节术式多以"引"字开头，如"引瘅病之始也，意回回然欲步，体浸浸痛。当此之时，急治八经之引，急呼急响，引阴"，这里的"引"就是用导引治疗的意思。可以看出，《引书》的叙述格式基本都是先叙述病证，再配上导引方法，显示了其独特的处方特点。《引书》第三节共 24 条，以养生保健为主，但未讲动作要领，部分术式和前两段有重复。有人认为这是 24 个独立的术式，但也可能是一套完整的导引操。后世流传的诸多导引法，包括著名的五禽戏、六字诀、八段锦等，皆可从中找到其雏形。第三部分主要论述了人得病的原因及相应的导引预防办法，着重说明了养生的理论问题。《引书》认为人之得病，是因为饮食起居不能做到与四季交替带来的暑、湿、风、寒、雨、露等变化相协调，并为此提供了针对性的导引方法，如"春夏秋冬之间，乱气相薄遝也……是以必治八经之引……""夏日再呼，壹响壹吹"等。这和《黄帝内经》提到的"法于阴阳，和于术数"内涵一致。其次，《引书》指出，人得病的另一大原因是"人生于情，不知爱其气，是以多病而易死"。

同样在 1972 年于湖南长沙马王堆汉墓出土的《导引图》（图 2-1）则更加生动地为我们展示了古人练习导引治病的风貌。《导引图》是一幅帛画，入土年代为公元前 168 年，与《引书》同时代。该墓是汉代王侯之墓，从中出现导引帛画，足以体现汉代贵族阶层对导引的重视和喜爱。

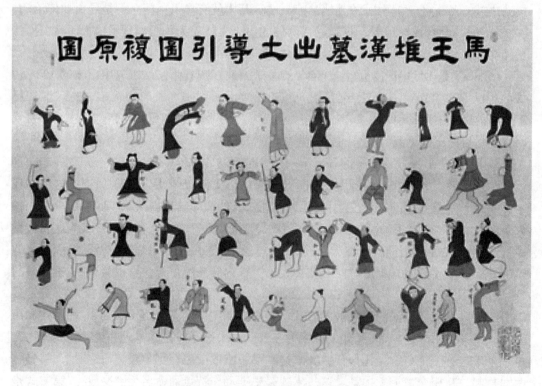

图 2-1　马王堆汉墓出土导引图原图

《导引图》是与《却谷食气》《阴阳十一脉灸经》同书于一整幅帛画上，图宽 50 厘米、长 140 厘米，包括 44 幅男女形象的各种姿势，每种姿势均有文字说明。其中有些取象于动物，例如"熊经""信"（鸟伸）与"鹞背""鹤口""龙登""猿呼"，可以说是后世五禽戏之鼻祖；有些则直接表现了动作，如"俯弓""仰呼"等，是需要重点用呼吸配合动作的导引法式。此外尚有一些辅助器械，如木棍、盘状物和沙包等。其中一图导引练习者手持长杖，文字说明"以杖通阴阳"。与盘状物有关的术式见于另一幅，动作与"堂狼"（螳螂）的形态相像，练习者侧体双手高举目视盘状物，似螳螂扑食状，盘状物置于练习者前方，盘状物似乎作为意念聚焦的"道具"。《导引图》还包括了一些治病功法，例如"引脾痛"及"引胠积"（"胠"音"区"，可作脚或腋解）、"引龙"（"龙"指耳聋）、"引温病"（温病为外感发热一类的病）等。

　　《引书》和《导引图》的相继出土，为我们弥补了早期中医导引法发展史上十分重要的一环。首先，《引书》和《导引图》是自尧帝发明导引之后至汉代之前中医导引学的总结之作，它们二者的掩埋地点相距不远，且一书一图，相互关联，《引书》中的某些术式可以从《导引图》上找到图解，而《导引图》的某些术式又可以在《引书》中找到文字说明。从中我们可以看出：一是汉代之前的导引法，形式已相当完善和丰富，既有仿生的动作，也有并非仿生的纯肢体动作，还有呼吸导引及器械辅助等；二是导引治疗已发展成为独立的医学体系，其所涵盖的病种极为广泛，从《引书》和《导引图》里所撷到的导引适应病证来看，涉及内科、五官科及外感疾病等，这说明了导引法已发展成了一门独立的医疗体系；三是导引治疗的独特性，即一病一式，辨病选"引"，这体现了导引治疗的独特针对性。

　　导引法至汉代之后，被医疗界不断丰富完善，东汉张仲景的《伤寒杂病论》提倡"四肢才觉滞重，即导引、吐纳、针灸、膏摩，勿令九窍闭塞"。至隋代，则出现了一部中医导引法的集大成之作——《诸病源候论》。

　　《诸病源候论》成书于隋大业六年，即公元 610 年，由太医令巢元方主持编撰。它是一部讨论中医病因病理学的专著，集中论述了各种疾病的病源及证候，共 5 卷，分 67 门、1039 论。此书不同于前人医学著作的最大特点是：全书只讲各种病的证候及其发生原因，基本不涉及方药，只在每论的末尾写上一句"其汤熨针石，别有正方"，一笔带过。但是，全书共载"养生导引法"或"养生法"289 条，除去重复的 76 条，共有 213 种导引法，施用范围遍及内、外、妇、产、五官、皮肤诸科，可以说是隋以前的"导引法大全"。《诸病源候论》的问世，标志着导引法在治疗上的应用已进入全面成熟与完善的阶段。

　　与之前的《引书》相比，《诸病源候论》的导引法又有新的发展，主要体现在：① 辨病施功，病证结合：《诸病源候论》以病候统领全书，每一病候下又细分症状或病因，如卷一为"风病诸候"，其下又分"中风候""风偏枯候""风不仁候""风湿痹候"等等 59 候。有时一病候即有多种导引法，如卷三"虚劳病诸候上"中就列了 14 种导引法，都可用于虚劳的治疗，但是某些特别的症状，如其下的"虚劳里急候"中又列了专门用于这一症状的导引法对治，有时一个症状的对治导引法还不止一种，这说明经过从汉代到隋代近 800 年间，导引法的治疗应用被不断发展丰富，也更加细化和深入，这是导引被不断应用于临床实践才能出现的新局面。② 导引形式极大丰富：之前的《引书》共载有导引法式 86 种，而《诸病源候论》中则出现了 213 种，数量上翻了一倍还多。更主要的是，《诸病源候论》里出现的导引姿势更加细化，这在临床辨证用功时就显得更加有针对性。书中介绍的卧姿就有偃卧、侧卧、仰卧，坐有端坐、踞坐、跪坐、舒足坐等，立有丁字立、倒立、倒悬、内转足、外转足、独足立等，另外手、臂、腰，头等躯体的变化也更为多样。另外，《诸病源候论》中的导引对呼吸和意念的使用也有了强调说明，这是练习导引时保证功效不可或缺的部分，同时也是这项运动的特点所在。③导引适应病证种类全覆盖：《引书》中记载的导引适应病证有 45 种，而《诸病源候论》共有上千种病候，除了儿科病证因为儿童自身条件所限，不能使用导引练习治疗外，其他各科的病证基本上都可以用导引法进行医治，基本上实现了疾病的全覆盖。

《诸病源候论》的出现，是中医导引学发展史上的一座高峰。它首先是由国家最高卫生长官编撰并颁布，代表了国家层面对中医导引法学术地位的肯定和临床价值的认可，这为后世认识中医导引学，并将其进一步发展和应用奠定了良好的基础。其次，它把导引的养生和治疗功用并重。《诸病源候论》的导引法基本引自《养生方》一书。《诸病源候论》在引用其导引法的同时，对其相关病证的养生注意事项也往往同时列出，使读者明白治疗与保健要同时进行。另外，《诸病源候论》的导引法大多数都简易而方便操作，其动作往往只有一两式，平常若无症状出现，则可少做以养生保健，若出现症状，则可加多频次用于治疗以消除症状。所以，《诸病源候论》的出现，对中医学、养生学、导引学都影响深远。

隋代之前，导引除了在医疗上不断深化和丰富，在养生应用上也得到了长足的发展。其代表人物，就是葛洪和华佗。

葛洪是东晋道教学者、著名炼丹家、医学家，因为他对当时流行的神仙修炼学说的笃信，使得他对古代的各种养生术都有一定的研究和实践。这些研究成果被他写在《抱朴子·内篇》中，其中提到的与神仙修炼有关的服食、行气、炼丹、房中等都有一定的科学内涵。按照神仙家的说法，一个人在修炼成仙之前，需要先把身体调理到无病状态才具备神仙修炼的基础，所以这使得他们对各种养生祛病的技术极为重视，而导引法就是其中之一。

葛洪对导引的论述极为深刻，同时也很有创见，可以看出他是有深入实践的。他在自己的书中特别介绍华佗的五禽戏，说："有吴普者，从华佗受五禽之戏，以代导引，犹得百余岁。"可见他对导引养生功用的关注。另外，他对导引有自己创新的认知。例如，他在《抱朴子·内篇·别旨》中说："夫导引，不在于立名、象物、粉绘、表形、著图，但无名状也。或伸屈，或俯仰，或行卧，或倚立，或蹢躅，或徐步，或吟，或息，皆导引也。"他这段话指出了导引可不必拘于形式，只要把握了导引锻炼的核心思想，则生活中的一举一动都可作为导引来对待。这段话极大地解放了导引的创作思路，这也是促使其身后 300 多年出现《诸病源候论》中记载得那样丰富的导引法的原因。

东汉末年的华佗是一位对导引法有创造和传播贡献的医家，《后汉书·华佗传》说他"兼通数经，晓养性之术"，这里的"养性之术"就是指导引等锻炼方法。华佗的贡献在于他不但自身勤于实践，练习、传播导引法，而且将医疗导引中的仿生动作加以改编、简化，编创了五禽戏，使作为治疗技术的导引普及成为一种养生运动。据有关记载，华佗每到一地，除了给当地民众看病之外，也把五禽戏教给民众，推动了导引的传播。导引作为一门医疗技术，在汉代已经自成体系，因为知识壁垒的存在，其传播层面较高，多在官宦之家或像彭祖之类的专业养生家之间流行，近代出土的《引书》和《导引图》，其墓主人身份一为官吏、一为王侯即为明证，所以这导致普通民众难以接触和学习导引而受益。华佗五禽戏的创编，使导引的习练和传播变得更加容易，方便了民众相互之间的学习传播，使广大的普通老百姓得以受益。

从以上可以看出，在隋代之前，导引学的发展主流是治疗学，虽然其养生防病功能医家也有提倡，如东汉的张仲景在《伤寒杂病论》中说"四肢才觉滞重，即导引、吐纳、针灸、膏摩，勿令九窍闭塞"，但导引法更多是体现为一门治疗技术，其养生应用尚未得到普及。

二、唐宋至明代——导引学养生、治未病的大发展时期

导引法作为一项医疗技术，是主要通过自我锻炼的方式实现的，它不需要消耗社会资源，并且既可养生，又可治病。这些独特的医学特点和价值，使它在隋代得以确立为中央政府重点推广的医疗方式。巢元方在主持编撰《诸病源候论》的时候，一定是对此深有认识和体会，所以才会将中医学里其他众多的优秀医疗手段暂置一旁，而独推导引法。巢元方的这种认识和勇气，是很令后人敬佩的。也正因此，可以说《诸病源候论》的诞生，是中国医疗史乃至世界医疗史上一个划时代的重大事件，因为它把人类健康的维护方向定位在内求，而非外取。可惜，隋代的历史很短，它所确定的人类健康的方向并未被后世所完全继承。

历史进入唐代后，因为缺乏来自中央层面的太医署的推动，作为医疗技术的导引在官方层面未能有更好的突破和发展，但导引法在社会的各个阶层，其养生功用正逐渐被认识和开发出来。

唐代道医司马承祯在《服气精义论》"导引论"中说："夫肢体关节，本资于动用。经脉荣卫，理资于宣通。今既闲居，乃无运役事，须导引以致和畅。户枢不蠹，其义信然。"就提倡人若缺乏体力劳动，则应该练习导引以养生保健。司马承祯是一位导引养生术的大家，《旧唐书·隐逸传》称其"事潘师正，传其符箓及辟谷、导引、服饵之术"，可见其是一位对导引法有着深入研究的人。但是作为一个道士，他研究习练导引法，并非想借以"成仙"，而是将其作为养生保健和延年益寿的主要手段。他指出练习导引兼具养生和治疗功用，差别只在频次多少，他说："其五体平和者，依常数为之。若一处有所偏疾者，则于其处加数用力行之。"

唐代著名大医、药王孙思邈，也是一位十分推崇导引养生的名医。他因为自小体弱多病而精研医道，并勤于导引等养生实践，终得寿142岁，是医家之典范。他在《备急千金要方·养性·按摩法》中记有"天竺国按摩法""老子按摩法"，虽然这些方法都以按摩冠名，但实为导引，只是其中带有一些自我按摩的手法。孙思邈记载的这些方法不同于《引书》和《诸病源候论》中一病一式或多式的治病导引模式，而是成套有序的导

引锻炼方法。其中"天竺国按摩法"有18式，"老子按摩法"则多达35式，这些成套的导引法并未提及所治疾病和适应症状，而是只述操作，并且连贯有序。可以看出，它们完全是纯粹用于养生保健的。唐之前用于养生的导引法未见成套路地出现，如《庄子》中所记彭祖等练习的导引，只是"熊经""鸟伸"等一些单一术式。《引书》中虽有一套24式的导引法式，但其是否是用于养生的导引法则并不明确。至华佗将医疗导引法式中的仿生动作提炼成五禽戏用于养生，但依然保留着医疗导引的练法，因为华佗说得很清楚，他说："体有不快，起作一禽之戏，怡而汗出，因以著粉，身体轻便而欲食。"就是说，练习五禽戏时，并不要求把五个动作都按顺序演练一遍，而是只要选择其中的一两个动作，做到全身微微有汗，见效就可以了，这实际上还是之前医疗导引一式对一病的练法。而孙思邈所记载的这两套方法，则是明确的成套练习的，完整做完，则可以运动到全身的躯体关节，是十分明确的养生保健法。

养生导引法以成套的形式出现，是社会发展的必然。因为唐代存在的时间较长，中间出现过"贞观之治"和"开元盛世"这样的繁荣稳定时期，社会安定、民众富庶，则自然对养生的需求也增多，所以养生导引法的出现正好满足了这部分民众的需求。

至宋代时，导引的养生功用继续发展，北宋著名的文学家、政治家苏东坡就是一位勤于实践的代表。他自编自创了一套导引静功，并被人编入《苏沈良方》一书中，据说其弟苏辙患有肺病，习之甚效。

北宋末年，宋徽宗曾下令由宋太医院编撰《圣济总录》一书。该书不似《诸病源候论》专推导引，而是以方药为主讲疾病治疗的，但其中有两卷"神仙导引"和"神仙服气"则将导引单独列出。其中所收录的"太上混元按摩法""天竺按摩法""六字诀"等，也是以养生为目的的导引法。该书虽不以导引为主，但是对导引也非常推崇，提出"修真之士，以导引为先"。

南宋时，脍炙人口的导引养生术八段锦开始出现，最先出现的是坐式，见于洪迈所著的《夷坚志》中，其后又出现了立式八段锦。因其方法简便易记，很快便在民众中形成普及并流传开来。

金元四大家对导引法也多有涉及。刘完素在《素问病机气宜保命集·原道论第一》中对导引颇为推崇："法于阴阳，和于术数，持满御神，专气抱一。以神为车，以气为马，神气相合，可以长生。智者明此理，吹嘘呼吸，吐故纳新，熊经鸟伸，导引按跷，所以调其气也。"又曰："主性命者在乎人，去性命者亦在乎人，养性命者亦在乎人。何则？修短寿夭，皆自人为。故人受天地之气，以化生性命也。"强调了应发挥人的主观能动性，积极导引，获取健康。其在《素问玄机原病式》中写道："仙经以息为六字之气，应于三阴三阳。脏腑之六气……吹去肾寒则生热，呵去心火则生寒……"正是六字诀导引法的应用。补土派李东垣提倡静坐，指出："当病之时，宜安心静坐，以养其气。"（《兰室秘藏》）攻下派张子和把导引列为汗法之一。滋阴派朱丹溪也提倡"气滞痿厥寒热，治以导引"。

至明代时，社会重新进入一段稳定繁荣的时期，中医导引学再度复兴。明代的导引养生十分丰富，并且多有创新。

明初由周定王朱橚委托滕硕、刘醇等人所编的《普济方》是中国历史上最大的方剂书籍，但是这本书在收载方药的同时，也将导引法并列为疾病治疗手段而加以收录。

明代与导引养生有关的书籍也较为多见，如戏曲家高濂所著的《遵生八笺》中，导引被列为一项重要养生手段，并且按四季和脏腑各有对应的导引方法。出版家、学者胡文焕刻有《养生导引秘籍》一书，是导引治疗、养生方法的汇编，其出版的《寿养丛书》中则收录了很多与导引有关的书籍，对保留相关文献做了很大贡献。医家罗洪先所著的《万育仙书》首重导引，另收入小儿推拿。他说"导引却病于未萌，按摩驱病于已至"，认为只要掌握这两个方法，就能解决天下人的大多数疾病问题。《万育仙书》后被书商删去小儿推拿部分，增加导引部分，并配有图示，改名为《万寿仙书》，成为明代中晚期和清代早期的养生畅销书。该书所收录的都是一些著名的导引养生法，可以说是那个时代的一部养生导引手册或大全。书中记载的导引法有八段锦坐功、六字诀（多个版本）、四时坐功却病图诀、五禽戏、诸仙导引图等，这些导引法都简单易学，方便习练，故而广受欢迎。其中的"诸仙导引图"，以一病一导引一方药的形式呈现，导引都配有图示，是导引与药物配合疗病的典范。而"四时坐功却病图诀"共有 24 式导引法，是按二十四节气与人体经络相配而成，每一节气有一个对应的导引法，并有图示，还有文字说明其对应病证，且一般与所属经络的病证相关。这个"四时坐功却病图诀"又可称"二十四节气导引法"，它是对《引书》中四季养生理论的深入发展，也是导引法在明代养生应用上的一次创新。

总之，从唐代至明代，是导引法用于养生大发展的时期，其间虽然历代著名医家对导引法也多有涉猎，如南宋医学家蒲虔贯、张锐，著名的金元四大医家刘河间、张子和、李东垣、朱丹溪，元代的邹铉，明代的名医李时珍、杨继洲、万全、龚廷贤、徐春圃等都对导引养生有深入的认识或实践，但他们并没有把导引作为主要治病手段去应用。但是，导引法的养生应用走出了医疗圈的限制，逐渐被社会各个阶层接纳和实践，从而得到了极大的发展创新。如果说隋代的《诸病源候论》代表的是治疗导引学的高峰，那么明代的《万寿仙书》则代表了养生导引学的高峰。但是我们应该知道，导引法的治疗和养生功用界限并不是十分明显，因为导引法用于养生保健的习练，本身就是中医"治未病"思想的体现，属于疾病前期治疗行为。

导引法的两次发展高峰为后人留下了无数宝藏，也为将来的应用奠定了良好的基础。

三、清代至新中国成立前——导引法逐渐趋于民间传承

因为历史的原因和外来文化技术的冲击，清代以后中医药文化和技术在官方层面逐渐遭受冷落。清代早期编撰的《医宗金鉴》一书中将所引用的中医古籍里的内容做了删减，对导引法只字不提；至道光年间，太医院也渐渐弃用针灸之法。虽然中医药在官方遭受冷落，但其在民间的传承却显示出其活力。清代名医叶天士对导引学至为推崇。沈金鳌在《杂病源流犀烛》中指出："导引、运功，本养生家修炼要诀，但欲长生，必先却病，其所导所运，皆属却病之法。"

流行于明清时期的"易筋经十二势"是当时盛行的经典导引法。清末洋务运动中所办的天津水师学堂以"泰西易筋经"命名西洋体操，泰西者极西之地，欧洲之所谓也。1874年来华的英国人Paul Henry King（庆丕）与燕京翟汝粥合著的青少年健康读物《幼学操身》中也以"西国易筋经"命名西洋锻炼之法。至清末、民国，国人家中常备的皇历中也多附有易筋经十二势。由此可见，当时易筋经在中国之盛行尤胜如今之瑜伽、太极。

《易筋经》内载"总论""膜论""内壮论"等三论为其理论，易筋经十二势是其实修、实践之法。"易"者，改变也；"筋"者，指经筋，也就是人体十二经筋；"经"者，通"径"，方法也，亦指经典。导引学的精髓是天人合一，易筋经十二势导引法更是充分体现了这一点。十二势导引法内应人体十二经筋、十二经络，外应一天十二时辰。通过对十二经筋的逐筋导引，从而促进气血循行，疏导经络，濡养脏腑，达到固本内壮、扶正祛邪的效果。

四、新中国成立后——导引学的复兴时期

1949年新中国成立后，中医导引派生出现了新的产物——医学气功。在20世纪中后期，气功既掀起了几次热潮，也出现了一些问题。2000年下半年，国家体育总局和国家中医药管理局相继颁布了《健身气功管理暂行办法》和《医疗气功管理暂行办法》。中医导引学的重新建立，是对这一传统中医技术体系的正本清源，促使其回归医学本质。

新中国成立后，导引学的发展主要有以下几个特点。

（一）中医导引应用范围涉及颈肩腰腿痛等伤科疾病和慢性病的康复干预

通过对最新的一些临床文献研究分析表明，我们发现，目前导引法也较多地应用于颈肩腰腿痛等伤科疾病，比如肩周炎、颈椎病（各型颈椎病）、腰椎间盘突出症、急性腰扭伤、梨状肌综合征、菱形肌损伤、膝痛症等等。上述疾病在实施推拿、按摩、针灸、拔罐、牵引、整脊等治疗方法过程中，或者于治疗后，采用一定的自主性动作、功法、意念、呼吸调节等导引干预，起到疏通经络、舒筋活血、补气养血、散寒通滞的作用，从而缓解肌肉痉挛紧张，改善局部或全身血液循环，消除水肿或粘连，加强局部神经、肌肉组织的营养，增加力学平衡能力，重建肌肉之间的运动协调性，促进上述疾病的康复和痊愈。导引法往往简便易行、顺势而为，患者易于接受，主动配合，可起到比单一疗法更好的疗效。从我们检索的一些临床文献来看，结合导引法的综合疗法疗效颇佳，有效率大多在90%以上，甚至可达到100%。导引法是一种主动性自我调治的方法，在治疗之外长期、定时、定量的习练有助于降低伤病复发率，巩固疗效。

事实上导引的应用并不仅限于此。当今时代，慢性非传染性疾病日益高发，其发病隐匿，病程长，不能自愈且难以治愈的特点消耗着大量医疗卫生和社会经济资源，给患者、家庭和社会带来了沉重的负担。人们在健康教育、常规治疗康复之外，还需要自身能积极地参与其中。中医导引学能充分调动人的主观能动性，绿色安全，简便易行。近

年来，中医导引在帕金森病、阿尔茨海默病等老年性脑病，焦虑、抑郁等神经系统疾病以及青少年智力残障的临床康复干预中取得了显著的效果，充分显示了其在慢病康复干预中的优势。

（二）全民的参与

据相关统计，20 世纪 80 年代，各类导引的习练人数曾达到 4000 万人，创下了导引法在历史上普及的一个高峰。虽然因为历史原因，此后习练人数有所回落，但是导引学广泛的群众基础始终都在。

（三）对外传播

新中国成立后，随着对外交流的加强，导引法也逐渐向海外传播。据不完全统计，目前导引学已经传播到全球 40 多个国家，海外习练人数达 600 多万。相信随着国家"一带一路"和"中医药走出去"的实施，未来的传播力度会更大。

（四）《古本易筋经十二势导引法》列入第四批国家级非物质文化遗产代表性项目名录

2014 年，由上海传承导引医学研究所申报的《古本易筋经十二势导引法》经中华人民共和国国务院批准，列入第四批国家级非物质文化遗产代表性项目名录，并确立严蔚冰、严石卿为该非遗项目代表性传承人。

（五）"中医导引学"经上海市教育委员会批准正式授课

2016 年，上海中医药大学康复医学院联合上海传承导引医学研究所开设的创新课程"中医导引学"经上海市教育委员会批准正式授课。"中医导引学"在教学设计上主要体现三个中心：以历史发展源流为中心，以导引法实修实践为中心，以临床病案为中心。教学团队由中医文献学者、中医导引国家级非物质文化遗产代表性传人及有着丰富导引临床康复经验的中、西医主任医师、博士生导师组成。本课程对学生自身的导引实践和康复技能训练均提出要求，只有自身掌握好导引方法，才能为各专业课程打下坚实的基础。通过学习，学生将具备临床康复、家庭康复、社区康复岗位必备的知识、能力和素质，能在各级医疗卫生机构从事临床康复、社区康复、家庭康复和健康保健工作。学生职业素质的形成，将有助于职业生涯的规划和发展。

第三章　中医导引学名著简介 ▷▷▷▷

一、《黄帝内经》

简介：

《黄帝内经》（图 3-1）是我国第一部中医药经典著作，由《素问》和《灵枢经》组成。本书成书于战国至秦汉之间，非一人之作。本书包括阴阳五行、气血津液、脏腑经络、十二经脉、奇经八脉、四肢百骸、辨证施治等理论核心，从而奠定了中医药理论基础。此外，本书在预防保健、养生康复方面，既有理论阐述，又有导引吐纳等养生之术的介绍，其中对导引的论述是指导中医导引理论的纲领。

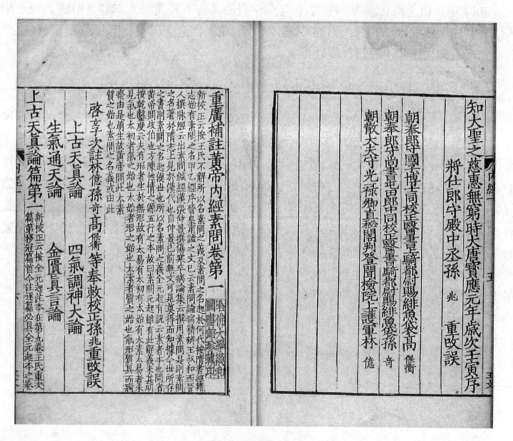

图 3-1　《黄帝内经》

原文[1]：

1. 中央者，其地平以湿，天地所生万物也众。其民食杂而不劳，故其病多痿厥寒热，其治宜导引按蹻。故导引按蹻者，亦中央出也。（《素问·异法方宜论》）

2. 形苦志乐，病生于筋，治之以熨引[2]。（《素问·血气形志》）

3. 帝曰：病胁下满，气逆，二三岁不已，是为何病？岐伯曰：病名曰息积[3]，此不妨于食，不可灸刺，积为导引服药，药不能独治也。（《素问·奇病论》）

4. 所有自来肾有久病者，可以寅时面向南，净神不乱思，闭气不息七遍，以引颈咽气顺之，如咽甚硬物，如此七遍后，饵[4]舌下津令无数。（《素问·刺法论》）

述评：

中医第一部经典《黄帝内经》中出现了导引的方法治疗疾病的论述，并在痿厥寒热病、肾有久病时使用导引法治疗。同时导引法与蹻摩、灸熨、刺炳、饮药并举，说明当时导引是作为一种常用的治法在临床中运用，以此可证明导引具有医疗作用。

二、《行气铭》

简介：

该玉器是天津博物馆珍藏的战国《行气铭》玉杖首（图3-2），质地为青玉，原为合肥李木公旧藏，1953年被天津博物馆收藏。该玉器呈十二面棱筒状，中空，内顶部留有钻凿痕迹，器身下部有一穿孔与中空相通。玉器表面磨制光滑，阴刻篆体文字，每面3字，共36字，另有重文符号8个，据文理第七行首字下漏刻一重文符号，故总计45字。对此铭文，有多位学者进行释义，而公认通行的是郭沫若先生于1973年在《奴隶制时代》一书中的释文。

原文：

行气[5]，深则蓄，蓄则伸，伸则下，下则定，定则固，固则萌，萌则长，长则退，退则天。天几[6]舂在上，地几舂在下。顺则生，逆则死。

述评：

郭沫若指出此铭文为"深呼吸的一个回合"，并语译云："吸气深入则多其量，使它往下伸，往下伸则定而固；然后呼出，如草木之萌芽，往上长，与深入时径路相反而退进，退到绝顶。这样，天机便朝上动；地机便朝下动。顺此行之则生，逆此行之则死。"

---

[1] 黄帝内经素问［M］.北京：人民卫生出版社，1963.

[2] 熨引：王冰注："熨，谓药熨。引，谓导引。"

[3] 息积：王冰注："腹中无形，胁下逆满，频岁不愈，息且形之，气逆息难，故名息积也。"

[4] 饵：本指吃，此为饮下。

[5] 行气：郭沫若注释："石刻文中有《行气玉佩铭》，是在一个十二面体的小玉柱上刻有'行气'铭文，文凡四十五字。每面刻三个字，有九字重文，篆书。文字极为规整，与洛阳金村出土的韩国的《骉钟》铭文字体极相类似。钟作于周安王二十二年（公元前380年），是战国初年的东西。《玉佩铭》应该和钟同时，说不定也可能是金村韩墓所出土之物。"

[6] 几：郭沫若注释"铭中两个'几'字，可读为其，也可读为机，应以读机为较适。"

郭沫若评说:"这是古人所说的'道引',今人所说的气功。《庄子·外篇·刻意》'吹呴呼吸,吐故纳新,熊经鸟伸,为寿而已矣。此道引之士,养形之人,彭祖寿考者之所好也。'可证战国时代,确实有这一派讲究导引的养生家。"

此铭文当为导引行气最早的文献,距今约 2400 年了,讲述了呼吸导引的一个过程,对导引养生有一定指导意义。

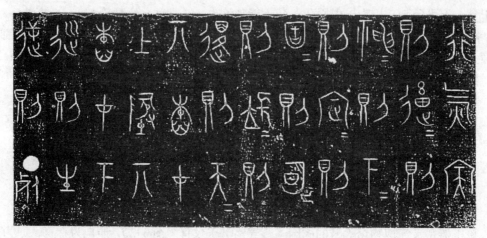

图 3-2　战国青玉行气铭[1]

三、《引书》

简介:

1984 年,湖北江陵张家山汉墓出土了一批竹简,其中有两部分别题名为《脉书》和《引书》(图 3-3)的著作。其中《引书》共有竹简 113 枚,是关于导引养生和治病的专著,经张家山汉简整理组的整理,发表于《文物》1990 年第 10 期。整理者考察,其墓葬年代为吕后至文帝初年,下限不会迟于公元前 186 年。其书题写于首简背面。《引书》之"引"即导引。全书由三部分组成:第一部分阐述四季的养生之道,第二部分记载导引法式及用导引法治疗疾病的方法,第三部分着重说明导引养生的理论。因此张家山汉简《引书》是迄今所发现的导引典籍中最古老的一部导引专著。

原文:

引书[2]

- 春产[3]、夏长、秋收、冬臧(藏),此彭祖之道也。春日蚤(早)起之后,弃

---

[1]　郭沫若.奴隶制时代[M].北京:人民出版社,1973.
[2]　引书:书题。引,《素问·血气形志》注:"引谓导引。"
[3]　产:与"生"同义,秦汉简帛常见。

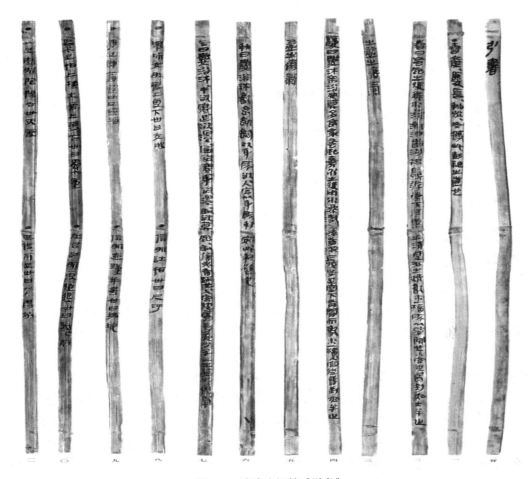

图 3-3　张家山汉简《引书》

水[1]，澡[2]漱（漱），洒[3]齿，沟（呴）[4]，被发，游（游）堂下，逆露（露）之清，受天之精，歓（饮）水一椊（杯），所以益雠[5]也。入宫[6]从昏到夜大半止之，益之伤气。夏日，数沐、希浴，毋莫起，[7]多食采（菜）。蚤（早）起，弃水之后，用水澡漱（漱），疏[8]齿，被发，步足堂下，有闲而歓（饮）水一椊（杯），入宫从昏到夜半止，益之伤气。秋日，数浴沐，歓（饮）食饥饱次（恣）身所欲。入宫以身所利安，此利道也。冬日，数浴沐，手欲寒，足欲温，面欲寒，身欲温，卧欲莫（暮）起，卧信（伸）必有跂

---

[1]　弃水：指排尿。
[2]　澡：《仓颉篇》："盥也。"
[3]　洒：《说文解字》："涤也。"
[4]　呴：亦作"欨"。《汉书·王褒传》注："呴、嘘皆开口出气也。"
[5]　雠："寿"义。
[6]　入宫：当指房事。
[7]　沐：《说文解字》："濯发也"。希，少。暮，《吕氏春秋·谨听》注："晚。"据文意"莫"下脱"起"字。
[8]　疏：《说文解字》："通也。"

（正）也。入宫从昏到夜少半止之，益之伤气。

- 举胻交股，更上更下卅，曰交股。[1]
- 信（伸）胻诎（屈）指卅，曰尺污（蠖）。[2]
- 傅[3]（搏）足离翕[4]，岙（踔）[5]卅，曰金指。
- 信（伸）胻蹱（踵），并岙（踔）卅，曰埻埍。
- 累足指，上摇之，更上更下卅，曰累童（动）。
- 左右信屈胻，更进退卅，曰袭前。
- 以足靡（摩）胻，阴阳[6]各卅而更。
- 正信（伸）两足卅。曰引阳筋。

四、《诸病源候论》

简介：

《诸病源候论》（图 3-4）又称《诸病源候总论》《巢氏病源》，共 50 卷，由隋代巢元方等撰于隋大业六年（610）。该书总结了隋以前的医学成就，对临床各科病证进行了搜求、征集、编纂，并予系统地分类。全书分 67 门，载列证候论 1739 条。《诸病源候论》内容丰富，叙述了各种疾病的病因、病理、证候等，包括内、外、妇、儿、五官、口齿、骨伤等多科病证，对传染病、寄生虫病、外科手术等方面也有不少精辟的论述，对后世医学影响较大，《外台秘要》《太平圣惠方》等医著的病因、病理分析大多依据此书。

此书不同于前人之处在于，全书基本不涉及方药，只在每论末尾写上"其汤熨针石，别有正方；补养宣导，今附于后"一笔带过，却载有"养生方"或"导引法"289 条、213 种具体方法。《诸病源候论》的问世，标志着导引在医学上的应用已进入成熟的阶段。"辨证施术"是本书的最大特色，全书所介绍的 213 法绝大多数是根据不同证候选用，五脏六腑诸病候均有不同的方法。

原文[7]：

1. 风偏枯候养生方导引法原文

养生方导引法云：正倚壁，不息[8]行气[9]，从头至足止[10]，愈疟、疝、大风、偏枯、

---

[1] 胻：《说文解字》："胫端也。"段玉裁注："端犹头也。胫近膝者曰胻。"股，《说文解字》："髀也。"
[2] 污：读作"蠖"。尺蠖，虫名。此谓屈伸如尺蠖行走状。第八至第二十八简，简文分两段书写，释文于两段之间空两字表示。
[3] 傅：拍击。
[4] 翕：《尔雅·释诂》："合也。"
[5] 踔：《说文解字》："跳也。"
[6] 阴阳：指胻的前、后面。
[7] 丁光迪.诸病源候论养生方导引法研究［M］.北京：人民卫生出版社，2010.
[8] 不息：指闭气不呼吸。
[9] 行气：在此指以自己的意念引导气的运行。
[10] 止：《太清导引养生经·宁先生导引法》作"心"义长。

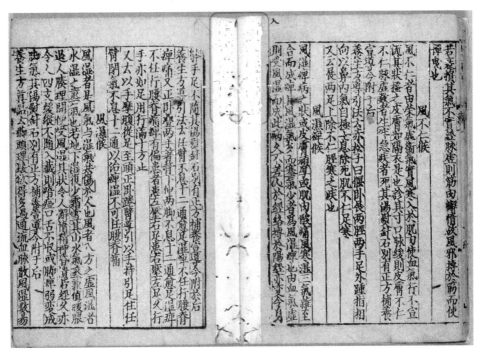

图 3-4 《诸病源候论》

诸风痹。

又云：仰两足趾，五息止，引腰背痹，偏枯，令人耳闻声。常行，眼耳诸根[1]，无有罣碍[2]。

又云：以背正倚，展两足及趾，瞑心[3]，从头上引气，想以达足之十趾及足掌心。可三七引，候掌心似受气止。盖谓上引泥丸[4]，下达涌泉[5]是也。

又云：正住[6]倚壁，不息行气，从口趣[7]令气至头始止，治疽、痹、大风、偏枯。

又云：一足踏地，足不动，一足向侧相[8]，转身欹[9]势，并手尽急回，左右迭互二七。去脊风冷，偏枯不通润。

2. 风身体手足不随候养生方导引法原文

养生方导引法云：极力左右振两臂，不息九通[10]。愈臂痛劳倦，风气不随。振两臂

---

[1]　根：佛学术语。能生之义，增上之义。

[2]　罣（guà）碍：佛学术语。谓障于前后左右上下，而进退无途。罣，四面之障碍。

[3]　瞑心：收心使之安静。

[4]　泥丸：道家语，指头脑或头顶部位。

[5]　涌泉：经穴名。在足心陷中，属足少阴肾经。

[6]　正住：正立。住，与"柱"通。

[7]　趣（cù）：义同"促"。

[8]　相：本书卷二风冷候养生方导引法作"如丁字样"，义更明晰。

[9]　欹（qī）：通"敧"。倾斜。

[10]　九通：九遍。

者，更互踶踏[1]，犹言蹶[2]。九通中间，偃伏[3]皆为之，名虾蟆[4]行气。久行不已，愈臀痛劳倦，风气不随，不觉痛痒，作种种形状。

又云：偃卧，合两膝，布两足[5]，伸腰，口约气，振腹自极七息。除壮热疼痛，两胫不随。

又云：治四肢疼闷[6]及不随，腹内积气，床席必须平稳，正身仰卧，缓解衣带，枕高三寸，握固[7]。握固者，以两手各自以四指把手拇指，舒臂，令去身各五寸，两脚竖趾，相去五寸。安心定意，调和气息，莫思余事，专意念气，徐徐漱醴泉。漱醴泉者，以舌舐略[8]唇口牙齿，然后咽唾，徐徐以口吐气，鼻引气入喉。须微微缓作，不可卒急强作，待好调和，引气、吐气，勿令自闻出入之声。每引气，心心念送之，从脚趾头使气出。引气五息六息一出之为一息[9]，一息数至十息，渐渐增益，得至百息、二百息，病即除愈。不用食生菜及鱼、肥肉。大饱食后，喜怒忧患，悉不得辄行气。惟须向晓清静时行气，大佳，能愈万病。

---

[1] 踶踏（dì cù）：踢、踏之义。"踶"同"蹄"，踢腿。"踏"通"蹙""蹴"。
[2] 蹶（jué）：在此指向后踢腿。
[3] 偃伏：仰卧和俯伏。
[4] 虾蟆：即"蛤蟆"。
[5] 合两膝，布两足：本卷风痹候养生方导引法第二条作"合两膝头，翻两足"。《太清导引养生经·王子乔八神导引法》作"屈膝，令两膝头内向相对，手翻两足"，义更具体。
[6] 闷：在此指肌肤不舒适感。
[7] 握固：除本条文中解释其姿势外，本书卷二十七白发候养生导引法云："握固两手，如婴儿握，不令气出。"
[8] 以舌舐（shì）略：用舌舔取。
[9] 引气五息六息一出之为一息：即将气五六次吸入，一次呼出为一息。

第四章　导引学基础理论 ▷▷▷

第一节　经筋学说与导引

经筋是中医学中的专有名词。经，有"径"的含义，意为通道；"筋"为韧性极大的组织。经筋即是指人体骨骼之间相联系的束状、带状的韧性极大的组织，现代医学称之为韧带、筋膜等。

中医学有关筋的论述，最早出现于马王堆出土的医帛《足臂十一脉灸经》和《阴阳十一脉灸经》二文中。在《足臂十一脉灸经》中有"臂泰（太）阴温（脉），循筋上兼（廉），以奉（凑）臑内""臂少阴温（脉），循筋下兼（廉）"。在《阴阳十一脉灸经》中也同样出现了筋的内容，从文字上看，这里的筋已是一个独立的概念了，这说明在《黄帝内经》问世之前，古代医家已注意到了筋在人体中的作用。《灵枢·经筋》专门论述了经筋系统，对筋有了进一步的认识，此时的"筋"已具有独立性，由于它与经脉有着相似的循行路线，故以经脉名称缀之经筋以示区别。

经筋系统包括筋和它连属的筋膜。经筋与经络有相似的地方：首先，二者循行路线几乎相同，但经筋的范围略大一些；其次，在命名上均沿用十二经脉的名称。经筋与经脉的关系还表现在：经筋要靠脏腑经脉气血的濡养，才能得以维持它的功能活动。经筋与经脉一样，也是呈一个网络纵横人体全身。经筋是人体运动的动力来源，即人体的运动全仰赖于筋，它既有保护人体的作用，又是力量的源泉。《素问》有"筋为刚，肉为墙"之说，就是此理。

经筋系统是人体中一个独立的系统，不应视为经络的连属部分；经筋是有赖于人体经气及气血的濡养和滋润，与经络系统有着密切的关系，但这种关系就像人体其他系统都有赖于经络系统一样，其他系统均未成为经络系统的连属部分，故经筋系统也不应是经络系统的连属部分。经筋系统主要司管人体功能活动方面。当其他病证表现为人体的功能活动障碍时，对经筋的治疗就是消除因筋的拘急、收缩与弛纵等引起人体功能活动障碍的因素，使之能正常主导人体的功能活动。

经筋理论是与导引关系最为密切的理论之一。经筋与人体运动功能相关，筋是力的承担者，《释名》说筋为"肉中之力"，李梴也指出"人身运动，皆筋力所为"。而经筋也会引起多种疾病，《素问·痹论》明确提到"夫痹之为病……在于筋则屈不伸"。导引本意指延长与开导，应用于身体，可指身体的延长与开导。李颐将《庄子》的"导引"释为"导气令和，引体令柔"，将导引对象分为两类——无形之气和有形之体。葛洪传

《玄鉴导引法》也认为，"导引之道，务于祥和，俯仰安徐，屈伸有节"。中医导引以关节屈伸之法为主，偏重于形体运动。尽管导引运动可以引动四肢百骸，但具体而言，导引的牵伸对象是经筋系统。如长沙马王堆三号汉墓出土的随葬品《导引图》绘有多种练功姿势，华佗创编的五禽戏是模仿各种动物的运动，明清之际成书的导引专书《易筋经》把锻炼的全部内容围绕"筋"来展开。

经筋要靠脏腑经脉气血的濡养，才能得以维持它的功能活动。因此，脏腑经脉气血发生功能异常，会影响到经筋的功能，反之，经筋病变亦会影响脏腑经脉气血功能。通过导引使经筋发生变化，缓节柔筋，使气机通畅，对生命的整体活动造成影响。《抱朴子·内篇·别旨》提出："凡人导引，骨节有声，如不引则声大，声小则筋缓气通也。夫导引疗未患之患，通不和之气……"刘完素在《素问玄机原病式》中记载："凡破伤中风，宜早令导引摩按。自不能者，令人以屈伸按摩挽之，使筋脉稍得舒缓，而气得通行。"

第二节　藏象学说与导引

脏腑是内脏的总称。按照生理功能特点，脏腑可分为脏、腑、奇恒之腑三类，即：心、肺、脾、肝、肾，合称为"五脏"；腑，即胆、胃、小肠、大肠、膀胱、三焦，合称为"六腑"；奇恒之腑，即脑、髓、骨、脉、胆、女子胞（子宫）。五脏与六腑相合，互为表里。五脏各有外候，与形体诸窍各有特定的联系。心，其华在面，其充在血脉，开窍于舌；肺，其华在毛，其充在皮，开窍于鼻；脾，其华在唇四白，其充在肌，开窍于口；肝，其华在爪，其充在筋，开窍于目；肾，其华在发，其充在骨，开窍于耳和二阴。中医学认为，人是一个以心为主宰、以五脏为中心的有机整体。以五脏为核心，配合六腑，主管五体，开窍五官，相互联系，内外沟通，形成了人的生命整体现象。

五脏的生理活动与精神情志密切相关，如《素问·宣明五气》中说，"心藏神，肺藏魄，肝藏魂，脾藏意，肾藏志"。由于五脏的生理活动能够统率全身整体的生理功能，所以认为大脑的生理功能正常有赖于五脏生理功能的平衡协调。五脏的功能活动异常，则大脑的精神情志和思维活动也必受其影响；反之，精神情志和意识思维活动的失常，也势必反作用于五脏，从而影响五脏的生理功能。五脏生理功能之间的平衡协调，是维持机体内在环境相对恒定的重要环节；同时，五脏通过与形体诸窍的联系、五脏与精神情志活动的关系，来沟通体内外环境之间的联系，维系着体内外环境之间的相对平衡协调。

中医以研究脏腑生理功能和病理变化为中心。藏象学说是通过观察人体外在现象、征象，来研究人体内在脏腑的生理功能、病理变化及其相互关系的学说。中医学的藏象学说是中医各科的基础，对导引亦不例外。古代导引家是根据藏象理论来指导人们练习，根据藏象制定特殊的导引方法来达到防病治病的目的。

心主神志，主血脉，为一身之主宰。如《素问·灵兰秘典论》所说，"主明则下安，以此养生则寿"，而"主不明，则十二官危……以此养生则殃"。导引通过意念的集中、思想的入静、机体的松弛，达到调养心神，而使心神在不受任何外界事物的干扰下，发挥其协调脏腑的功能，使脏腑间的关系达成相对平衡。"心者五脏六腑之大主也"，通过练功使心神安宁，才能使各脏腑各安其职，发挥各自的作用，从而使身体健康长寿。《素问·痿论》中说，"心主身之血脉"，即指全身之血脉皆受心之统辖。血液在血脉中运行，周流不息，以营养全身，主要是由于心气旺盛，推动着血液沿一定的方向运行，所以《素问·五脏生成论》说"诸血皆属于心"。通过导引锻炼，心神安宁后，心气更能发挥其统辖血液运行的功能，这从练功后脉搏和缓有力、面色红润可以反映出来。

肺主气，司呼吸。《素问·阴阳应象大论》说："天气通于肺。"天气就是指大自然的空气。通过练功中的呼吸锻炼，使天地之精气以纳，脏腑中的浊气以吐。通过有意识的呼吸锻炼，所吸之天气，不但充实了真气；又因为"气为血之帅"，"气行则血行"，"肺朝百脉"，能进一步推动气血在全身的运行，使全身气血流畅，五脏六腑、四肢百骸都得到营养与活动。肺主皮毛，"皮毛"指一身之表，其分泌汗液、润泽皮肤、抵御外邪等的功能均是流布在皮毛的卫气在发挥作用之故。而卫气之所以能发挥这些作用，主要是依靠着肺的宣发。习导引之人，通过有意识的柔和自然的呼吸锻炼，也常常感到皮肤温暖或微微出汗，这样阳虚畏冷、易于感冒鼻塞都可以通过卫气宣发体表、增强抵抗力而得到改善。

脾主运化水谷、主肌肉和四肢，论其作用时，往往脾胃连称。历代许多医家都重视"脾胃"，有"脾为后天之本""有胃气则生，无胃气则死"等之说。人体营、卫、气、血、津、液的产生必赖水谷精气的化生而得，而脾胃在其中起主导作用。通过导引锻炼，可以使三焦气机通畅，脾胃之升降和利，中土的运化水谷机能健旺。食欲改善是练功以后常见的现象之一，日久见容光焕发、肌丰肤润、筋骨强壮、动作灵活。

肝主谋虑，主藏血。肝属风木，风喜疏散，木性条达。《素问·阴阳应象大论》中说，肝"在志为怒，怒伤肝"。外界强烈的情绪刺激，尤其是怒气，更易影响肝木，引起许多有关肝的病变。导引练功中往往要求放松入静，情绪安宁，这样可以使肝气舒和条达，不致横逆克土，也可以使上亢之肝阳自潜，肝火自降。在治疗肝阳、肝风时，结合"血之与气并走于上"的理论，而着重在使下部相对地紧，注意力也集中在下部，以使气血下行，从而能改善上盛下虚的局面，更能发挥平肝潜阳的作用。所以在练功后，练习者常能感到心情舒畅。

肾位于腰部，左右各一，包括命门。肾藏精，主生长、发育、生殖和水液代谢。肾藏有"先天之精"，为脏腑阴阳之本、生命之源，故称肾为"先天之本"。命门是人体重要部位之一，如张景岳所指出的，"命门为元气之根，为水火之宅，五脏之阴气，非此不能滋，五脏之阳气，非此不能发"，可见命门在人体中的重要地位。徐灵胎更认为命门即丹田，是人身之元气所在。而在导引中，正是通过呼吸的开阖升降作用，注意脐中，或直接意守命门，以使命门的作用加强，从而使五脏六腑更能充分发挥其应有的作用。命门之相火适当地充足，可鼓舞脾阳（元阳之火以生土），从而加强脾的运化水谷的功能；脾土中气壮盛以后，后天的水谷精微经过充分运化，供脏腑、经络、四肢、百骸的需要；其多余者又可贮于肾，所谓"肾者主水，受五脏六腑之精而藏之"；肾气充实以后，不仅精力充沛，神思敏捷，记忆力增强，而且筋骨强健，行动轻捷。

第三节　经络学说与导引

经络学说是藏象学说的有益补充。藏象学说提出人体内在脏腑与外在四肢百骸之间的紧密联系，而经络则是运行全身气血、联络脏腑肢节、沟通上下内外的通路。经络系统由经脉和络脉组成。经脉有一定的循行径路，络脉则纵横交错，网络全身，把人体所有的脏腑、器官、孔窍以及皮肉筋骨等组织联结成一个统一的有机整体。人体的脏腑、四肢、五官、皮毛、筋肉、血脉等等，都依靠经络来互相联系。

经络主要有十二经脉、奇经八脉，其他尚有十五络脉与别络、孙络等。正经有十二，即手足三阴经和手足三阳经，合称"十二经脉"，是气血运行的主要通道。奇经有八条，即督、任、冲、带、阴跷、阳跷、阴维、阳维，合称"奇经八脉"，有统率、联络和调节十二经脉的作用。十二经别是从十二经脉别出的经脉，主要是加强十二经脉中相为表里的两经之间的联系，还由于它通达某些正经未循行到的器官与部位，因而能补正经之不足。络脉是经脉的分支，有别络、浮络和孙络之分。别络是较大的和主要的络脉。十二经脉与督脉、任脉各有一支别络，再加上脾之大络，合为"十五别络"。别络的主要功能是加强相为表里的两条经脉之间在体表的联系。浮络是循行于人体浅表部位而常浮现的络脉。孙络是最细小的络脉，《素问·气穴论》称它有"溢奇邪""通荣卫"的作用。经筋是十二经脉之气"结、聚、散、络"于筋肉、关节的体系，是十二经脉的附属部分，所以称"十二经筋"。经筋有连缀四肢百骸、主司关节运动的作用。全身的皮肤，是十二经脉的功能活动反映于体表的部位，也是经络之气的散布所在，所以把全身皮肤分为十二个部分，分属于十二经脉，称"十二皮部"。

经络的作用正如《灵枢·本脏》指出："经脉者，所以行气血而营阴阳，濡筋骨，利关节者也。"这就是说，五脏六腑、四肢百骸，以至气血之得以循环，筋、骨、皮、毛之得以营养生长，阴阳之能得以平秘，均有赖于经络之正常作用。脏腑功能和结构的异常，必然会引起经络气机失常，进而表现于外在的四肢百骸气机不畅。所以，维持经络本身的功能正常，对于人体的动态平衡有着重要的意义。

经络学说，是研究人体经络的生理功能、病理变化及其与脏腑相互关系的学说，是中医学理论体系的重要组成部分。它不仅是针灸、推拿、导引等学科的理论基础，而且对指导中医临床各科有十分重要的意义。

导引与经络理论密不可分。导引的产生，可能早于经络学说形成之前。多数学者认为，经络的发现主要是根据长期的医疗实践和练功者的亲身体验。因为通过练功，有时可以体会到气血在经络路线上走动的感觉。李时珍在《奇经八脉考》中指出："内景隧道，惟返观者能照察之。"《针灸指南》中也有这样一段记载："学习针灸者，必先自愿练习……静坐功夫，则人身内经脉之流行及气化之开阖，始有确实根据，然后循经取穴，心目洞明，否则无法可以证实。"正因为经络学说的形成与古代练功实践有着密切联系，所以经络学说反过来能对导引锻炼起指导作用。所以无论在练功实践上还是在理论探讨上，研究经络学说有其重大的意义。

许多导引功法本身也充分体现了经络理论，如循经导气法，以意领气，依经络循行路线，依次运行。放松功中拍打放松的方法依经络在体表循行的路线进行，以疏通经气。导引锻炼对于经脉气血的运行，还起着很大的促进作用。通过全身放松，把注意力集中，逐渐转向体内部，再通过呼吸锻炼鼓荡推动，更可以使全身经络中的气血畅通，经气亦随之充实。

导引在经络方面与奇经八脉的关系更为密切。因为奇经的阴维、阳维、阴跷、阳跷、冲、任、督、带八脉有调节十二经脉的作用，正如《奇经八脉考》中说的，"盖正经犹夫沟渠，奇经犹夫湖泽，正经之脉隆盛，则溢于奇经"，所以当练导引一个时期，正经的经气充实后，就可能在奇经八脉上有经气走动的感觉。奇经八脉以任、督二脉为主，经气在任督二脉循环流注的路径，导引学上称"小周天"。李时珍在《奇经八脉考》中指出："督脉起于会阴，循背而行于身之后，为阳脉之总督，故曰阳脉之海。任脉起于会阴，循腹而行于身之前，为阴脉之承任，故曰阴脉之海。"他还进一步联系与练功的关系说："任督两脉，人身之子午也，乃丹家阳火阴符升降之道，坎水离火交媾之乡。"他还引俞琰《周易参同契发挥》中的话："医书有任督两脉，人能通此两脉，则脉皆通。"杨继洲在《针灸大成》一书中也提到，通过练功"引脉过尾闾，而上升泥丸；追动性元，引任脉降重楼，而下返海。二脉上下，旋转如圆，前降后升，络绎不绝"。因此，按照经络学说，有目的地导引锻炼，疏通督任两脉，在保健、医疗方面有着重要作用。

导引与腧穴关系密切。腧穴是经络气血流注汇聚和经气出入的地方。导引调理气血往往是通过意守相应的窍穴来实现的。练功时注意力集中的部位大都是身体表面的腧穴，如头部的印堂，胸部的膻中，腹部的神阙、关元、气海、命门，腿足部的足三里、大敦、涌泉等。在练功中，把注意力集中在这些腧穴上，虽不像针灸、按摩那样直接刺激强，但通过较长时间的注意，也会引起被注意点产生一定的作用。正如宋代的张锐在《鸡峰普济方》中所说的，"意者气之使，意有所到，则气到"。气就是产生作用的原因。譬如关元，为人身阴阳元气交关之处，为静坐者聚气凝神之所。本穴有先天气海之称，为养生家视为静观内景、凝神聚气之丹田圣地。如高血压病患者注意脐下、脐间，甚至大敦、涌泉，则血压会下降，注意印堂、百会则血压有可能升高。

第四节　气血理论与导引

气血是构成人体的基本物质，也是维持人体生命活动的基本物质。气血是人体脏腑生理活动的产物，同时又为脏腑进行生理活动提供必需的物质和能量，是脏腑经络功能活动的物质基础。

气是构成人体最基本的物质，是构成万物的本源。气来源于父母先天精气、水谷精气和自然界的清气。气机,即指气的运动。气的运动形式分为升、降、出、入。人体之气的运行流畅、升降出入之间的和谐统一为气机调畅;反之,则为气机失调。元气主要为肾中精气所化生,根于肾,也有赖于后天脾胃,通过三焦遍及全身。元气的主要功能有二:一是推动、激发人体的生长、发育和繁殖,二是推动、激发脏腑经络的生理活动。中气,即中焦之气、脾胃之气,与元气和脾胃运化有关。中气的主要功能有三:一是主司气机升降,二是鼓动脾胃纳运,三是恒定内脏居位。营气,又名荣气、营阴,是行于脉中之气,来源于水谷精微"精专"者,与血同行脉中,多以"营血"并称。营气的作用有二:一是化生血液,二是营养全身。卫气,又名卫阳,是运行于脉外之气、来源于水谷精微"悍疾"者。卫气的作用有三:一是护卫肌表、防御外邪;二是温养脏腑、肌肉、皮毛;三是调节腠理开合,控制汗液排泄。若卫气虚损,固摄无力,就会出现自汗。营卫一主内,一主外,一主阴,一主阳,两者协调,才能维持人体分泌汗液和调节体温的作用。"气"对于人体的生命活动是极为重要的。《庄子·外篇·知北游》说:"人之生,气之聚也,聚则为生,散则为死。"气的作用在人体生命活动中的表现是多方面的,但是最重要的是"气"在人体中的"动力"作用。人体中各个器官和组织之所以能够发挥自己的功能,主要就是由"气"的"动力"作用而实现的。

血,行于脉中,循脉流注全身,具有营养和滋润的作用,主要由营气和津液组成。营气和津液都来自所摄入的饮食物经脾和胃的消化吸收而生成的水谷精微,所以说脾和胃是气血生化之源。《灵枢·决气》所说的"中焦受气取汁,变化而赤,是谓血",就充分说明了脾和胃(中焦)的运化功能在生成血液过程中的地位和作用。至于血液的生成过程,则又要通过营气和肺的作用,方能化生为血。如《灵枢·邪客》在论述营气化生血液的功能时说:"营气者,泌其津液,注之于脉,化以为血,以荣四末,内注五脏六腑……"《灵枢·营卫生会》中更强调了肺在化生血液中的作用:"中焦亦并胃中,出上焦之后,此所受气者,泌糟粕,蒸津液,化其精微,上注于肺脉,乃化而为血,以奉生身,莫贵于此,故独得行于经隧。""精血同源",肾精、肝血之间可以相互资生,相互转化。心主行血,肺主助心行血,肝主疏泄而藏血,脾主统血,寒热也可影响血行。

从"气"来讲,也可以分为狭义的气和广义的气。狭义的气是指呼吸之气,广义的气是指人体的"真气",也就是人体的全部生理功能。导引锻炼对这两者都是非常重视的。真气是由"先天气"和"后天气"相互作用而成的,它是人体生命活动的动力。所谓"先天气",就是"肾气",就是肾的"元阴""元阳"之气,也就是所谓的"元气""命门动气"。所谓"后天气",就是"肺气"和"胃气",也就是呼吸之气和水谷之气。所以,练功家把"气"的锻炼作为练功的一种很重要的手段。对气的锻炼有多种方法:有些着重于先天气的锻炼,如"意守丹田法""意守气海法""意守命门法""胎息法"等等。这些都是属于体内意守的方法,主要是锻炼所谓的"内气"或"丹田气"的;另一类则着重后天气的锻炼,如"静呼吸法""深呼吸法"及各种特定的"腹式呼吸法"等。这些方法主要是通过呼吸功能的锻炼,用以改善和增强呼吸功能和消化功能。

　　五脏与气血之间关系密切，脾胃是后天之本、气血生化之源，心主血脉，肝主疏泄藏血，肺主助心行血，肾精肝血相互资生，通过导引行气调整脏腑功能，从而对气血产生影响。

　　经络是气血运行的通路，导引可使全身经络中的气血畅通，从而促进气血的循行。在导引后出现手足温热、面色红润，均是气血循行通畅的表现。

第五章 导引与行气 ▷▷▷▷

第一节 导引按跷

一、至精至简

夫导引，不在于立名、象物、粉绘、表形、著图，但无名状也。或伸屈，或俯仰，或行卧，或倚立，或踟蹰，或徐步，或吟，或息，皆导引也。

不必每晨为之，但觉身有不理则行之，皆当闭气。闭气，即其气冲以通也。亦不待立息数，待气似极，则先以鼻少引入，然后口出吐也。缘气闭既久则冲喉，若不更引而便以口吐，则气不一，粗而伤肺矣。如此但疾愈则已，不可使身汗，有汗则受风，以摇动故也。（晋·葛洪《抱朴子·内篇·别旨》）

二、延年益寿导引法

导引术云：导引除百病，延年益寿。

朝起布席，东向为之。息极乃止。不能息极者，五通止。自当日日习之，久久知益。

常以两手叉头上，挽至地，五噏五息止，（引）胀气。又侧卧，左肘肘地，极，掩左手脑；复以左手肘肘地，极，掩右手脑，五息止，引筋骨。

以两手据右膝上，至腰胯起头，五息止，引腰气；右手据腰，左膝右手极上引，复以左手据腰，右膝左手极上引，皆五息止。引心腹气。

次以左手据腰，右手极上引，复以右手据腰，左手极上引，五息止。引腹中气。

次以叉手胸胁前，左右摇头，不息，自极，止。引面耳邪气，不复得入。

次以两手叉腰下，左右自摇自极，止。通血脉。

次以两手相叉，极左右。引肩中。

次以两手相叉，反于头上，左右自调。引肺肝中。

次以两手叉胸前，左右极，引除皮肤中烦气。

次以两手叉，左右举肩，引皮肤。

立，左右摇两胫。引除脚气。

《赤松子导引法》：除百病，延年益寿。此自当日日习行之，久久有益。（宋·张君房《云笈七签》引《太清导引养生经》）

三、至简导引法

养生者，形要小劳，无至大疲。故水流则清，滞则洿。养生之人，欲血脉常行，如水之流，坐不欲至倦，行不欲至劳，频行不已，然宜稍缓，即是小劳之术也。

故手足欲时其屈伸，两臂欲左挽右挽如挽弓法；或两手双拓如拓石法；或双拳筑空；或手臂左右前后轻摆；或头项左右顾；或腰胯左右转，时俯时仰；或两手相捉，细细捩如洗手法；或两手相摩令热，掩目摩面。事闲随意为之，各十数过而已。每日频行，必身轻目明，筋节血脉调畅，饮食易消，无所壅滞。体中小不佳快，为之即解。

旧导引方太烦，崇贵之人不易为也。今此术不择时节，亦无度数，乘闲便作，而见效且速。（宋·蒲虔贯《保生要录》）

第二节　吐　纳

一、吐纳要诀

择极高极洁之地，取至清至和之气，由鼻息入者，冲于丹田；由口入者，冲于肠腹。或三，或五，或七，皆可。

最忌地之不洁，气之不清。慎之！慎之！

以上数条，不拘时，不拘数，行功时，以自然为主，不可稍稍伤气，稍稍伤力。如意行之，最妙。盖意到即气到，气到即血行，久而无间，功效自生，亦却病延年之一助也。（清·汪晸《寿人经》）

二、养生大律

凡人导引，骨节有声，如不引则声大，声小则筋缓气通也。夫导引疗未患之患，通不和之气，动之则百关气畅，闭之则三宫血凝，实养生之大律，祛疾之玄术矣。（晋·葛洪《抱朴子·内篇·别旨》）

三、导引大要

一气盈虚，与时消息。万物壮老，由气盛衰。人之有是形体也，因气而荣，因气而病。喜怒乱气，情性交争，则壅遏为患。

炼阳消阴，以正遣邪，则气行而患平。矧夫中央之地，阴阳所交，风雨所会，其地平以湿，其民食杂而不劳，其病多痿厥寒热，故导引按跷之术，本从中央来。

盖斡旋气机，周流营卫，宣摇百关，疏通凝滞，然后气运而神和，内外调畅，升降无碍，耳目聪明，身体轻强，老者复壮，壮者益治。

圣人呼吸精气，独立守神……然后能益其寿命。盖大而天地，小而人物，升降出入，无器不有。善摄生者，惟能审万物出入之道，适阴阳升降之理，安养神气，完固形体，使贼邪不得入，寒暑不能袭，此导引之大要也。（宋·赵佶《圣济总录·治

法·导引》）

四、导引大纲

夫人之根本，由丹田而生，能复则长命，故曰归根复命。夫人之灵识本乎理性，性通则妙，万物而不穷，故曰成性众妙。

然而，呼吸由气而活，故我有吐纳之诀；津液由水藏而生，故我有漱咽之诀；思虑由心识而动，故我存想之诀。人身荣卫血脉，寤即行于外，寐即行于内。寤寐内外，相养和平。然后每日，自夜半子时至日中午时，先平卧，舒展四肢。

次起身导引：端息均定，乃先叩当门齿小鸣，后叩大齿大鸣。以两手摩面及眼，身觉暖畅，复端坐盘足，以舌搅华池，候津液生而漱之，默记其数，数及三百而一咽之。凡咽津，候呼定而咽，咽毕而吸，如此则吸气与津顺下丹田也。但子前午后，食消心空之时，频频漱咽，无论遍数，意尽则止。

凡五日为一候，当焚香于静室中，存想其身，从首至足，又自足至丹田，上脊膂，入于泥丸；想其气如云，直贯泥丸。想毕，复漱咽。

乃以两手掩两耳，搭其脑，如鼓声，三七下。伸两足，端足俯首，极力直颈。两手握固，叉于两胁下，接腰胯骨旁，乃左右耸两肩胛。闭息顷刻，候气盈面赤即止，凡七遍。气上脊膂，上彻泥丸。必修养之大纲也。（唐·司马承祯《天隐子·后序口诀》）

五、导引六要

夫穿关透节之用，非屈伸导引，则无以流而运之；克寒泻热之用，非吐纳呵吹，则无以平而出之；荡毒实清之用，非鼓饮漱咽，则无以湛而凝之；还精采气之用，非雄雌交合，则无以走而上之；结胎分形之用，非蚌消龟息，则无以往而诞之；降魔杀尸之用，非密机圣化，则无以消而灭之。此六者，登真之梯航，行道之轨辙也。（宋·曾慥《道枢·圣胎篇》）

六、导引按摩忌宜

夫病者，有宜按摩者，有宜导引者。导引，则可以逐客邪于关节；按摩，则可以驱浮淫于肌肉。宜导引而不导引，则使人邪侵关节，固结难通；宜按摩而不按摩，则使人淫随肌肉，久留不消。不当导引而导引，则使人真气劳败，邪气妄行；不当按摩而按摩，则使人肌肉䐜胀，筋骨舒张。

大凡治疗，要合其宜；内无客邪，勿导引；外无淫气，勿按摩。（东汉·华佗《中藏经》）

七、导引所宜

大法导引，为虚损气血不周而设也。有火者，开目；无火者，闭目。无汗者，闭气至极；有汗者，不必闭气。欲气上行，以治耳目口齿之病，则屈身为之；欲气下行，以通大小二便及健足胫，则偃身为之；欲气达于四肢，侧身为之。欲引头病者，仰头；欲引腰脚病者，仰足十指；欲引胸中病者，挽足十指；欲引臂病者，掩臂；欲去腹中寒热、积聚诸痛，及中寒身热，皆闭气满腹，偃卧亦可为之。但病在头中、胸中者，枕高七寸；病在心下者，高四寸；病在脐下者，去枕。（明·李梴《医学入门》）

第三节　导引次第

一、顺序

导引者，所以营养其气机，流通其血液者也。有头部导引法、胸腹导引法、脚部导引法，依次习炼，不可紊乱。

头部导引者，须盘膝而坐，两掌摩擦，左右交互，擦至掌心生热，先以左掌心轻摩左眼梢，复以右掌心轻摩右眼梢，如是者三次。

乃将两掌半合，用两手之中指摩鼻之两旁，左中指摩鼻之左旁，右中指摩鼻之右旁，自上而下，同时行之，如妇女抹粉然，如是者亦三次。

左右两手摩左右两耳之轮，亦须三次。于是行解除口热、坚固齿根之法……行法时，须耳中觉有声殷殷，方为有效。又以左右两中指摩两耳轮之内面，各五次。后即塞其耳孔，口中低念一至五之数，念毕去指，仍可耳孔如初。

又以两手之指从后额起轻轻叩击，左手向左而前，右手向右而前，不可有高低徐疾，以达于前额而止，共行三次。此头部之导引法也。

胸部导引者，先以左掌摩左乳，复以右掌摩左乳，各三十次。初摩之时，当以乳为中心，渐摩渐次扩大以及胸之全部，单衣之外亦可行之……又以左手向前直伸，手心向下，以右手摩之，自左肩以至手指，凡六次。即翻手以手背向下，依法摩之三次。再翻手如前状，用力按摩一次乃止。后以左手摩左臂，其法同前。此胸腹之导引法也。

脚部导引者，将两脚向前直伸，左右两手分摩腿之前面，自股摩起，经膝背至脚端，如是者凡六次。

复以两脚心相对向，两手同时分摩腿之后面，自股至脚心，以达于脚趾，凡三次。复摩腿之前面，如前法一次。计摩腿前后，共十次。此脚部之导引法也。（清·王建章《仙术秘库》）

二、按摩导引为先

高子曰：人身流畅，皆一气之所周通。气流则形和，气塞则形病。故《元道经》曰："元气难积而易散，关节易闭而难开。"人身欲得摇动，则谷气易消，血脉疏利。

仙家按摩导引之术，所以行血气，利关节，辟邪外干，使恶气不得入吾身中耳。《传》曰："户枢不蠹，流水不腐。"人之形体，亦犹是也。故延年却病，以按摩导引为先。（明·高濂《遵生八笺·延年却病笺》）

三、服气导引为先

凡欲胎息服气，导引为先。

开舒筋骨，调理血脉，引气臻圆，使气存至极，力后见焉。摩拭手脚，偃亚毯拳，伸展挛搦，任气出旋，诸疾退散，是病能愈。

五脏六腑，神明通玄，来往自熟，道气成焉。或存至泥丸顶发，或下至脚板涌泉。久久修之，后知自然。魂魄聿盛，精髓充坚。行此法者，皆作神仙。五脏有势，逐时补元，春夏秋冬，以意通宜。（晋·许逊《灵剑子·导引势第八》）

四、次第

夫肤体关节，本资于动用。经脉荣卫，实理于宣通。今既闲居，乃无运役事，须导引以致和畅。户枢不蠹，其义信然。

人之血气精神者，所以奉生而周性命也。故荣气者，所以通津血，强筋骨，利关窍也。卫气者，所以温肌肉，充皮肤，肥腠理，司开阖也。又浮气之循于经者为卫气，其精气之行于经者为荣气。阴阳相随，内外相贯，如环之无端也。

又头者，精明之府。背者，胸之府。腰者，肾之府。膝者，筋之府。髓者，骨之府。又诸骨皆属于目，诸髓皆属于脑，诸筋皆属于节，诸血皆属于心，诸气皆属于肺。此四肢八环之朝夕也。

是知五劳之损，动静所为。五禽之导，摇动其关。然人之形体，上下相承，气之源流，升降有序。比日见诸导引文，多无次第，今所法者实有宗旨。其五体平和者，依常数为之。若一处有所偏疾者，则于其处加数用力行之。（唐·司马承祯《服气精义论·导引论第三》）

五、却病三要

凡人妄念奔驰，不思回头，盖不知有己。然学道初入门，及乎却病。初下手，每云先要筑基炼己者，何也？己者，意中之土也，时时返念守中。然昆仑至涌泉，周身前后之窍，虽各家传授各取其善，若能精守其一，皆可起病，不必得一望二，持两可之见，而辨孰是孰非。

余诀云：总之摄心归一，专其一处，皆可止念，故取身中前后二窍为则。其归元取用父母生人受气之初而能聚气之原，运动周天，可参艮背通关之效。然艮背者，昔林子阐教为最，余受之家传捷径而更妙。若夫运动，则贯彻任督二脉，兼以导引，则神功烁见矣。

身若安和，气不必运，宜当守静定息，节饮除欲，则百病不生。若身稍有丝毫不快，宜速行运功，免气久滞，积成大病，故设调养之功，用之须得其宜。然运法如风车样，不疾不徐，皮里膜外，挨次运去，可大可小，任意收而放，放而复收。男左女右，阴阳之分，一动一静，天地之行也。

却病坐功，不比真修磨炼，每按时坐香后，欲睡即睡，睡则病者精神充足。若心血少不寐，可定意想归元，或依法运转，神自安而寐矣。

却病工夫，须立课程，逐日检点，勿失其时，日日如是，提醒缜密，自不间断而效。

导引、运功，本养生家修炼要诀，但欲长生，必先却病，其所导所运，皆属却病之法。今各附于篇末，病者遵而行之，实可佐参药力所不逮。（清·沈金鳌《杂病源流犀烛》）

第四节　导引功效

一、导引四宜

导引之道，务于详和。俯仰安徐，屈伸有节。导引秘经，千有余条。或以逆却未生之众病，或以攻治已结之笃疾，行之有效，非空言也……一则以调营卫，二则以消谷水，三则排却风邪，四则以长进血气。故老君曰："天地之间，其犹橐籥乎。虚而不屈，动而愈出。"言人导引摇动，而人之精神益盛也。（北宋·张君房《云笈七签·杂修摄部五》）

二、吐纳导引

吹呴呼吸，吐故纳新，熊经鸟伸，为寿而已矣。此道引之士，养形之人，彭祖寿考者之所好也。（战国·庄周《庄子·外篇·刻意》）

三、治气导引

息必深而久，新气易守，宿气易老，新气易寿。善治气者，使宿气夜散，新气朝聚，以彻九窍，而实六腑。（《十问》）

四、服气导引

夫服气导引，先舒手足，后鼓咽，即揿身左右，精思气入骨节，行引相应，令通不断，谓之行气导引。

又宛转盘回，存思气从手足关节散出。古经云，有行气导引，非至道口传，罕有知者。

夫行气，若饥时服，候腹满乃行之，若饱食后旋行。若兼服气导引，当候闲时习之，非寻常可作也。

夫服气导引，当居静密房室，不欲处高屋当风，如遇暴风疾雨，沾湿冲寒，冒热远来，皆须歇息，候其体干气和，方可为之。若欲四肢常疲，即数导引。服气导引，不失其时，则神气常清，形容不易，暴脂虚肉不生，永无诸疾矣。（唐·延陵先生《延陵先生集新旧服气经》）

五、导引行气

黄帝曰：余受九针于夫子，而私览于诸方，或导引行气、乔摩、灸熨、刺焫、饮药之一者，可独守耶，将尽行之乎？岐伯曰：诸方者，众人之方也，非一人之所尽也。（《灵枢·病传》）

理血气而调诸逆顺，察阴阳而兼诸方，缓节柔筋而心和调者，可使导引行气。（《灵枢·官能》）

六、却邪导引

夫欲导引行气，以除百病，令年不老者，常心念有一还丹，以还丹田。夫生人者丹，救人者还。全则延年，去则衰朽。

所以导引者，令人肢体骨节中诸邪气皆去，正气存处。有能精诚勤习，履行动作言语之间，昼夜行之，则骨节坚强，以愈百病。（宋·张君房《云笈七签》引《太清导引养生经》）

七、功药并进

病名曰息积，此不妨于食，不可灸刺，积为导引服药，药不能独治也。（《素问·奇病论》）

第五节　导引治未病

一、导引正气

导引者，令人肢体骨节诸邪气皆去，正气存处。有能精诚勤习，履行动作言语之间，昼夜行之，则骨节坚强，以愈百病。（宋·张君房《云笈七签》引《太清导引养生经》）

二、居家导引法

常每旦啄齿三十六通，能至三百弥佳，令人齿坚不痛。

次则以舌搅漱口中津液，满口咽之，三过止。

次摩指少阳令热以熨目，满二七止，令人目明。

每旦初起，以两手叉两耳极，上下热搔之，二七止，令人耳不聋。

次，又啄齿漱玉泉，三咽。缩鼻闭气，右手从头上引左耳二七，复以左手从头上引右耳二七止，令人延年、不聋。

次，又引两鬓发举之一七，则总取发，两手向上极势抬上一七，令人血气通，头不白。

又法：摩手令热以摩面，从上至下，去邪气，令人面上有光彩。

又法：摩手令热，雷摩身体，从上至下，名曰干浴。令人胜风寒、时气热、头痛，百病皆除。

夜欲卧时，常以两手指摩身体，名曰干浴。辟风邪。峻坐，以左手托头，仰右手向头上尽势托，以身并手振动三。右手托头振动亦三。除入睡闷。

平旦，日未出前，面向南峻坐，两手托膝，尽势振动三，令人面有光泽。（梁·陶弘景《养性延命录》）

三、朝夕导引

朝夕导引，以宣动荣卫，使无辍阂，加之以房中之术，节量饮食，不犯风湿，不患所不能，如此可以不病。但患居人间者，志不得专，所修无恒，又苦懈怠不勤，故不得有疹疾耳。（晋·葛洪《抱朴子·杂应》）

晨夕，以梳梳头满一千梳，大去头风，令人发不白。梳讫，以盐花及生麻油搓头顶上弥佳。如有神明膏，搓之甚佳。

旦欲梳洗时，叩齿一百六十，随有津液便咽之讫，以水漱口，又更以盐末揩齿，即含取微酢清浆半小合许熟漱，取盐汤吐洗两目讫，闭目以冷水洗面，必不得遣冷水入眼中。此法齿得坚净，日明无泪，永无龋齿。

平旦，洗面时，漱口讫，咽一两咽冷水，令人心明净，去胸臆中热。

又有法，安坐未食前，自按摩。以两手相叉。伸臂股，导引诸脉，胜如汤药。

正坐，仰天呼出，欲食醉饱之气立消。夏天为之，令人凉，不热。（梁·陶弘景《养性延命录》）

四、床上导引法

清旦未起，先啄齿二七，闭目握固，漱满唾，三咽气，寻闭不息自极，极乃徐徐出气，满三止。

便起，狼踞鸡顾，左右自摇，亦不息自极复三。便起下床，握固不息，顿踵三。还上一手，下一手，亦不息，自极三。

又叉手项上，左右自了捩不息，复三。

又伸两足及叉手前却，自极复三。皆当朝暮为之，能数尤善。（《导引经》）

五、卧起导引法

卧起，平气正坐，先叉手掩项上，因仰面视上，使项与两手争为之，三四止，使人精和血通，风气不入。能久之，不病。讫，又屈动身体，伸手四极，反张侧掣，宣摇百关，各为之三。

卧起，先以手巾，若厚帛拭项中、四面及耳后，周布热温温然也。顺发摸项良久，摩两手以治面目，久久令人目明，邪气不干。都毕，咽液三十过，以导内液，又欲数按耳，左右令无数，令耳不聋，鼻不窒尔。

常以生气时，咽液三七遍，闭目内视讫，按体所痛处，每坐常闭目内视，存见五脏六腑，久行之，自得分明了了。

常以手按两目，近鼻两眦，闭气为之，气通乃止。周而复始，常行之，洞视千里。

常以手心及指摩两目颧上，以手旋耳，三十过，皆无数时节也。毕，以手逆乘额，三九过，从眉中始，乃上行入发际中，口傍咽液无数也。常行之，令人眼目清明，一年可夜书。（明·张宇初《正统道藏》引《上清大洞真经·精景按摩篇》）

六、养病闭关导引法

导引者，保养中一事也。盖人之精神欲极静，气欲极动，但后世方士亦以此惑人为仙术，所以王褒《颂》曰："何必偃仰屈伸若彭祖，吹嘘呼吸如乔松，渺然绝俗离世哉。"认真只是舞蹈，以养血脉意。其法虽粗，有益闭关守病之士。

盖终日屹屹端坐，最是生病。人徒知久行、久立之伤人，不知久卧、久坐之尤伤人也。（明·李梴《医学入门》）

七、开胸导引法

凡导引，当以丑后卯前，天气清和日为之。先解发，散梳四际，上达顶，三百六十五过，散发于后，或宽作髻。

亦得烧香，面向东，平坐，握固，闭目思神，叩齿三百六十过。乃纵体，平气，依次为之。先闭气，以两手五指交叉，反掌向前，极引臂，拒托之良久；即举手反掌，向上极臂；即低左手，力举右肘，令左肘臂按著后项，左手向下力牵之，仍亚向左，开右腋，努胁为之。低右举手亦如之。

即低手钩项，举两肘，偃胸，仰头向后，令头与手前后竞力为之；即低手钩项，摆肘纽身，向左向右；即放手两膝上，微吐气通息。又从初为之三度。（唐·司马承祯《服气精义论》）

八、开郁导引

以两手旋舞，向前，向后，两足作白鹭行步状，不拘数。食久，复以左手搭右肩，右足搭左膝腕委中而行；右手搭左肩，左足搭右膝腕委中而行。

良久，复以左手向前泊腹，右足搭左膝盖而行；右手向后泊腰，左足搭右膝盖而行。

良久，以两手极力托天，两足极力踏地，复以两手向后向下，两足十指挽起仰面偃腹，使气下行。

良久，蹲倒，以两手极力攀起足后跟，十指点起，极力低头至膝下。

良久，立起，以两手相交掩两臂于胸前胛上，极力摇动数次。

善治外利不遂、郁气为病、心腹胀满、夜睡不宁等证，无病者亦可行之。如外感风寒，须行至汗出为度。此法比之华氏五禽戏，法更易简，正大可行。（明·李梴《医学入门·保养说·附导引法》）

九、导其血脉

夫善摄生者，导其血脉，强其筋骨，使荣卫贯通，脉络和畅，自能合天地运行之晷度、阴阳阖辟之机宜，而外患不干，精神完固，长生久视之术所由至。故人之行不行，而修短之数不齐耳。（明・周履靖《赤凤髓》）

十、导引十二般

每朝凌晨，或五更初，澄心静虑，握固存神，端严敷坐，屏绝缘务，寇无思念，想身于无身之中，存心于无为之境，是以和气聿然自至；即便叩齿七通，咽液七数（度度想液直至下丹田，日久成宝也），然后舒展体骨，为十二般导引：

一，通百关（两手攀两脚头三度，三度咽纳，不得出气）。

二，左推右推（以一手串脚胫攀脚面，又一手推脚肚，如此互换，以三为度，度度咽纳）。

三，单展足（以一手托床，一手攀脚头，如此互换各三数，度度咽纳）。

四，双攀足（以两手攀一脚，如此互换三度，度度咽纳）。

五，左右托空（以两手背锁摆出其肘，缓缓解散，一手攀乳傍，一手托虚空，想如推重物，如此互换，以三为数，度度咽纳）。

六，托天据地（以两手相锁，反仰托天，缓缓和头向前，可去地一二寸许，亦以三为数，度度咽纳）。

七，龙盘凤觜（以左手串入右手，互把其腕，手头柱觜，如此互换，以三为数，度度咽纳）。

八，凤凰展翼（两手先摆后，似凤翼展，却向前，如此换三度，度度咽纳）。

九，左摆右摆（以两手相锁抱头面，左摆右摆，以三为数，度度咽纳）。

十，推东推西（以两手相锁托前，摆东摆西，以三为数，度度咽纳）。

十一，击天门（以两手相锁摩鼻，每七摩为一度，咽纳一咽，如此亦以三七二十一咽为足）。

十二，仙人干浴（以两手相擦，似有热气，便摩两目，以至于面部、两耳、项膊，一如澡洗法，唯多为妙）。（明・张宇初《正统道藏》引《三洞枢机杂说》）

第六节　导引却病法

一、导引治病法

世所苦者，四大之证，瘫、痨、蛊、膈，语云定做阎罗特客，何也？为患至极，医家药饵莫能拯者。其证因六欲七情，日感月深，本元亏陷，其气匮竭。

时医无非以土石草木之药，何能补接先天之命哉！所以《素问》首卷论曰：恬淡无为，敛神内守。盖以静功调养真气。

其次《灵枢》言针灸乃行气之法，能起膏肓之痼疾。八法运动，顿苏沉疴。乃见上古医经，惟从理气攻患，取效彰然。按针灸有补泻之功，元门运气有呼吸之法，其熊经鸟举能攻表里，运用二者代针，总归于身，合乎天地，斡旋同一炁也。

审能行之，则大患者皆可不药而愈。所谓即以其人之道，还治其人之身也。

导引之法，初意欲专以坐功贯之，而删去导引。但初学之士，或功夫未纯，或未能行功者，病时学此，亦可不药而愈。（明·曹士珩《保生秘要》）

二、自主导引法

古之人以针灸为本，继之以砭石、导引、按摩、酒醴等法，所以利关节，和血气，使速去邪。邪去而正自复，正复则病自愈。

平日尤重存想乎丹田，欲使本身自有之水火得以相济，则神旺气足，邪不敢侵。与其待疾痛临身，呻吟求治，莫若常习片刻之功，以防后来之苦。虽寿命各有定数，而体气常获康强于平时矣。（清·潘霨《卫生要术》）

三、肾病导引法

所有自来肾有久病者，可以寅时面向南，净神不乱思，闭气不息七遍，以引颈咽气顺之，如咽甚硬物，如此七遍后，饵舌下津令无数。（《素问·刺法论》）

四、虚实病导引法

却病一术，有行功一法。虚病宜存想收敛，固秘心志，内守之功夫以补之。

实病宜按摩导引，吸努掐摄，外发之功夫以散之。凡热病宜吐故纳新，口出鼻入以凉之，冷病宜存气闭息，用意生火以温之。此四法可为治病捷径，胜服草木金石之药远矣。此得之老方士言。（明·陈继儒《养生肤语》）

五、遗精导引三法

半夜子时分，阳正兴时，仰卧，瞑目，闭口，舌顶上腭，将腰拱起；左手用中指顶住尾闾穴，右手用大指顶住无名指根拳著；又将两腿俱伸，两脚十指俱抠，提起一口气，心中存想脊背、脑后，上贯至顶门，慢慢直下至丹田，方将腰腿脚手从容放下，再照前行，阳则衰矣。如阳未衰，再行二三次。

如初行时，阳未兴，勉强兴之，方可行。夫人之所以有虚疾者，因年少，欲心太盛，房事过多，水火不能相济，以致此疾。能行此法，不惟速去泄精之病，久而肾气上升，心火下降，则水火既济，永无疾病矣。

又法：遗精不禁，以床铺安，短窄卧如弓，弯二膝并脐缩，或左或右侧卧，用手扎阴囊，一手伏丹田。切须宁心静思，戒除房室思欲之事，固精不泄，可保身矣。

又法：侧身曲卧，戌亥之间，一手兜外肾，一手搓脐下，八十一次，然后换手，每手各九次兜搓，九日见效，八十一日成功。（明·徐春甫《古今医统大全》）

六、消积聚导引法

青牛道士言：人不欲使乐，乐人不寿。但当莫强健为力，所不任举重，引强掘地，苦作倦而不息，以致筋骨疲竭耳，然于劳苦胜于逸乐也。能从朝至暮，常有所为，使之不息乃快。但觉极当息，息复为之。此与导引无异也。

夫流水不腐，户枢不朽者，以其劳动数故也。饱食不用坐与卧，欲得行步，务作以散之。不尔，使人得积聚不消之疾，及手足痹蹶，面目黧皯，必损年寿也。

皇甫隆问青牛道士，其养性法则可施用。大略曰：体欲常劳，食欲常少，劳无过极，少无过虚，去肥浓，节咸酸，减思虑，捐喜怒，除驰逐，慎房室。武帝行之有效。（梁·陶弘景《养性延命录》）

七、导引五脏十六势

补肝脏三势，春用之：一势，以两手掩口，取热汗及津液，摩面上下三五十遍，食后为之，令人华润。

又以两手摩拭面使极热，令人光泽不皱。行之三年，色如少女，兼明目，散诸故疾。从肝脏中出肩臂然，引元和补肝脏，入下元。

行导引之法，皆闭气为之，先使血脉通流，从遍身中出，百病皆痊。慎勿开口，舒气为之。用力之际，勿以外邪气所入于脏腑中，反招祸害，慎护之。

二势，平身正坐，两手相叉，争力为之。治肝中风，掩项后，使面仰视之，使项与手争力。去热毒、肩疼痛、目视不明。积聚风气不散，元和心气焚之，令出散然；调冲和之气，补肝下气海，添内珠尔。

三势，以两手相重，按膝拔去，左右极力。去腰间风毒之气及胸膈，补肝兼能明目。

补脾脏一势，季春用之：四势，左右射雕，去胁及胸膈结聚风气、脾脏诸疾，来去用力为之。闭口，使内气趋散之尔。

补心脏三势，夏用之：五势，大坐斜身，用力偏敌如排山势。极力去腰脊风冷，宣通五脏六腑，散脚气。左右同。补心益智。

六势，以一手按膝，一手向上极力如托石。去两胁间风毒。治心脏，通和血脉。左右同。闭气为之，十二月俱依此尔。第一势后使行此法。

七势，常以两手合掌向前，筑去臂腕。淘心脏风劳，宣散关节，左右同。皆须依春法尔。

补脾脏一势，季夏用之：八势，端身正坐，舒手指直上，反拘三举，前屈。去腰脊脚膝痹风，散膀胱气。前后同。至六月十四日已后用之。

补肺脏三势，秋用之：九势，以两手抱头项，宛转回旋，俯仰。去胁胸筋背间风气，肺脏诸疾，宣通项脉。左右同。依正月法。

十势，以两手相叉，头上过去，左右伸曳之，十遍。去关节中风气，治肺脏诸疾。

十一势，以两手拳脚胫，十余遍。此是开胸膊膈，去胁中气，治肺脏诸疾，并依正月闭气为之。仍叩齿三十六通应之。

补脾脏一势，季秋用之：十二势，九月十二日已后用补脾。以两手相叉，于头上与手争力，左右同。治脾脏四肢，去胁下积滞、风气、膈气，使人能食。闭气为之。

补肾脏三势，冬用之：十三势，以两手相叉，一脚踏之。去腰脚拘急，肾气诸疾，冷痹，脚手风、毒气，膝中疼痛之疾。

十四势，大坐，伸手指，缓拘脚趾。治脚痹诸风，注气，肾脏诸毒气，远行脚痛不安，并可常为最妙矣。

十五势，以一手托膝反折，一手抱头，前后左右为之。去骨节间风，宣通血脉，膀胱肾气，肾脏诸疾。

补脾脏一势，冬用之：十六势，以两手耸上，极力三遍，去脾脏诸疾。不安，依春法用之。

右已前一十六势，并闭气为之则妙也。（晋·许逊《灵剑子·导引势第八》）

八、五脏一腑导引法

肝脏导引法：正月、二月、三月行之。可正坐，以两手相重，按臂上，徐徐缓捩身，左右各三五度。

又可正坐，两手相叉，翻复向胸，三五度。此能去肝脏积聚、风邪、毒气。

心脏导引法：四月、五月行之。可正坐，两手作拳，用力左右五筑，各五六度。

又可正坐，以一手向上拓空，如拓重石。又以两手急相叉，以脚踏手中，各五六度然。去心胸间风邪诸疾。闭气为之，良久，闭目三咽液，三叩齿而止。

脾脏导引法：六月并四季行之。可大伸一脚，以两手向后反掣，各三五度。

亦可跪坐，以两手据地，回顾用力虎视，各三五度。能去脾脏积聚、风邪、毒气。

肺脏导引法：七月、八月、九月行之。可正坐，以两手据地，缩身曲脊，向上三举。去肺家风邪、积劳。可反拳，捶背上，左右各三五度。此去胸臆间风毒，闭气为之。毕，良久闭目，三咽液，三叩齿止。

肾脏导引法：冬三月行之。可正坐，以两手耸拓石，引胁三五度。亦可以足前后踏，左右各数十度。能去腰肾、膀胱间风邪、积聚。

胆腑导引法：可正坐，合两脚掌，昂头，以两手挽脚腕起，摇动为之，三五度。亦可大坐，以两手拓地举身，努腰脊，三五度。能去胆家风毒、邪气。（唐·胡愔《黄庭内景五脏六腑补泻图》）

九、壅滞导引法

经曰：人之身十二大节，三百六十小骨，孔孔相对，脉脉相通，新气与故气交错其间，新气或顿阻，或循行，故气或流通，或壅滞，或俱塞，或并驰。

盖壅滞者，阳气之聚而为块瘕者也；顿阻者，阴气之积而为肿为疡者也。气既能蓄聚，则亦有分散之理矣。凡患之所在，可用导引以散之，和气以攻之，时意以送之，清气以润之，咽津以补之。病恶有不除者乎？（宋·曾慥《道枢·太清养生下篇》）

十、水泻导引法

撮紧谷道，交双足而立，并目存神，垂两拳而直缩腹，耸肩，用意上提，力吸三五。少间督气上升，泻利止矣。运功：先用归元聚气，次推大肠曲行泻火。收回，复顾念脐，取静。候泻定，服气补之。

止泻法：先念脐，或以两手心，复之脐上。甚者将两眼之神藏之脐中。（明·曹士珩《保生秘要》）

十一、哮喘导引法

用手于十一椎下，脊中穴掐之六十四度，擦亦如数。兼行后功，喘自然安。运功：以手摩擦两乳下数遍后，擦背、擦两眉，定心，咽津，降气，以伏其喘。

气喘导引法：先从中念，次以神定之，再通散四肢手指而出，顾本源为主。（明·曹士珩《保生秘要》）

十二、痞块导引法

以左手向前上伸，以右手向后下伸，闭气一口，抽身转项，左右换转，各七十回。俟后，内微觉响声，身热，乃止。

兼行后功，运功，注脐发运患处，撒散或想刀劈破气块，推之四旁，又灌火烧之，或用梭法。血积时以神火。不顾胸膈积虫痛处，念圈自内，小圈而至大圈，久而觉内中烧热，虫不能容。用意分两边，发撒背后下大肠去，再用脚底乏水，自脚肋至脚肚，而上至于腰背处洗之，复并送大肠，从大便而出，其虫自消。郁积血肿疼处，想火烧之，水洗之，复想疼处，一孔郁气从此出。（明·曹士珩《保生秘要》）

十三、鼻渊导引法

鼻渊，并治不闻香臭导引法：用中指尖掌心搓法，极热熨搓迎香二穴。可时搓时运，兼行后功可也。

运功法：归元，念涤过命门，想肾水升上昆仑，降脐。次从左乳下，经络推至涌泉，嘘而吸之。

又行鼻间，运患处，摇动尾闾，若患左则，从右鼻肋推至左涌泉，后又念脐，涤过肾腧，想水灌顶，归复脐，或颊红及鼻，但推红处撒散，升肾水洗肺，久自退。

鼻𩑺，想水圈圈洗肺经，推开患处，想火烧之，又想水洗之，其虫用意拔出来。

冒风鼻塞，先清肺经，以两手指擦鼻两旁，令其内外俱热，如虚火升两眼。（明·曹士珩《保生秘要》）

十四、鼻衄导引法

可凝神于鼻，自鼻而逆上泥丸，转下于背，直至涌泉而止。

导引法：开二目，鼻朝天，吸气得法，咽吞，如此九吸九咽，血见津而自回。

兼行后功，气脉自和也。运功观鼻端，定神，渐运入，内逆上顶门，转下于背，经元海，溯涌泉而定神。（明·曹士珩《保生秘要》）

十五、耳疾导引法

定息以坐，塞兑，咬紧牙关，以脾、肠二指捏紧鼻孔，睁二目，使气串耳通窍，内觉哄哄有声，行之二三日，窍通为度。

时常将两耳返听，于归元取静，或存息，闭口鼻气，意想从耳出，又收返听，耳自然聪。

耳病，凡搓掌心五十度，热闭耳门，空观。

次又搓、又闭、又观，如此六度，耳重皆然。兼以后功，无不应验。

用意推散其火，男则逆收，藏于两肾间；女则逆归于两乳下。或耳中，或按耳门内，若蝉鸣，咽津液，降气自安。

耳痛，相火烧两肾，又升肾水洗之，或按耳户使鸣数，次咽津液，气下即安。耳病，以意散其火，逆归藏于两肾内，或耳中有物，即以意取出之。（明·曹士珩《保生秘要》）

十六、耳疾按摩导引法

凡耳窍或损，或塞，或震荡，以致暴聋，或鸣不止者，即宜以手中指于耳窍中轻轻按捺，随捺随放，随放随捺，或轻轻摇动，以引其气。捺之数次，其气必至，气至则窍自通矣。

凡值此者，若不速为导引，恐因而渐闭，而竟至不开耳。（明·张景岳《景岳全书》）

十七、口疮导引法

凡口疮，无问新久，夜卧，将自己两丸，以手左右交揉，三五十遍。睡觉行之，三五度，便差。（清·陈梦雷《古今图书集成·医部全录》）

十八、口干导引法

左右足心，每搓三十六回，按时吐纳，津回即咽六度，数周为法。

兼后功行之，运功以舌抵上腭，凝玄雍穴，贯一窟凉水，渐提至口潠咽。

又法：起涌泉水，或肾水皆可。

又法：想喉下一窟凉水，以意提起口中，或舌顶上腭，或舌下下腭，则津液自生，或升肾水，或生涌泉水。

上膈热，口干燥：心头推开，又想肾水升至背，流出心头洗之，不嘻而吸之，或念背，舌托上腭，而津液自生。

口不能言：先推开肺经，运肾水，洗其心肺。又推其舌肋，肺如华盖，复于心头。不能言者，是火旺肺枯，非肾水不能润之。

口生蝶毒：清肺经，舌托上腭，想水遍舌洗之。次，呵出心火。（明·曹士珩《保生秘要》）

十九、齿痛导引法

用意推而散之，又推而吸之。或左齿痛，则将右手三骨下一肋搦之，或想火烧之。

又法：将肾水洗，依患处，环转用日晒火烧拆散。或不愈，吹之出口一尺，用手揉牙关即愈。（明·曹士珩《保生秘要》）

二十、痔疮痔漏导引法

痔疮导引法：于尾间骶骨间，长强穴上掐六十四度，擦亦如数，兼用吸提呵法，自尔安乐。

运功：坐定息均，注念存疮，吸、提、咽浊九日，再凝艮背法，运尾间、运疮百遍。复升腰俞，运二七数。逐日行功不问，自去患根。

痔漏导引法：暑依患处念，推而散之。复两手抱两膝，吹而吸之。

又法：吹而散之，各六遍。旋转其皮肤患处，想火烧之，次升涌泉水入肺经，推而散之。（明·曹士珩《保生秘要》）

二十一、痔漏导引法

痔漏，乃气血下坠，冲突为痔，既不能坐，又不能行立，惟导引之法可愈矣。

其法：高枕偃卧，息心调气，气定其肿自收。（明·徐春甫《古今医统大全》）

二十二、尾闾坠气导引法

咬牙，闭气，耸肩，双目圆睁，左右转动，谷道紧撮，如此行之，气自然升。运功元气下陷之证，气出不臭是也。因闭气行功，不能转升故耳。

当存归元法，运周天七日见效。有用功尾间及夹脊双关之后，不能招摄而坠者，宜用静功返照，自然升顶，不必执著。（清·陈梦雷《古今图书集成·医部全录》）

二十三、皮肤病导引法

皮肤瘙痒导引法：先行外法：用火推至尾间，令人以手跪指摩热至湿出如汗即愈。次推开心头，及痰吐出，以手复脐上，想火转于腹中烧之，或从头脑推开至脐亦好。（明·曹士珩《保生秘要》）

二十四、背膊等痛导引法

平旦起，未梳洗前，峻坐，以左手握右手于左胭上，前却尽势接左三。又以右手握左手于右胭上，前却援右胭亦三次。

又叉两手向前，尽势推三次，又两手向胸前，以两肘向前，尽势三次，直引左臂，拳曲右臂，如挽一斛五斗弓势，尽力为之，右手挽弓势亦然。

次以右手托地，左手仰托天尽势，右亦如然。次拳两手向前筑，各三七次，拳左手尽势，向背上握指三，右手亦如之。

疗背、膊、臂、肘劳，气数为之弥佳。

平旦便转讫，以一长柱杖策腋，垂左脚于床前，徐峻尽势，搦左脚五七，右亦如之。

疗脚气，疼闷，腰肾间冷气，冷痹及膝冷脚冷，并主之。日夕三搦弥佳。

勿大饱及忍小便。搦如无杖，但遣所搦脚不著地，手扶一物亦得。（梁·陶弘景《养性延命录》）

二十五、导引治病十三条

导引于外，而病愈于内。亦如针艾，攻其荣俞之源，而众患自除于流末也。导引一十三条如后：

第一，治短气：结跏趺坐，两手相叉，置玉枕上，以掌向头，以额著地，五息止。

第二，治大肠中恶气：左手按右手指五息，右手按左手指亦如之。

第三，治肠中水癖：以左手指向天五息，以右手指拄地，左足伸，右足展，极伸，五息止。

第四，小肠中恶气：先以左手叉腰，右手指指天极，五息止。右手亦如之。

第五，治腰脊间闷：结跏趺坐，以掌相按，置左膝上，低头至颊右五息，外左回左膝上，还右膝而转，至五匝上。右亦如之，谓之腰柱。

第六，治肩中恶气：以两手相叉，拊左胁，举右手肘，从乳至头，向右转振摘之。从右抽上右振，五过止。

第七，治头恶气：反手置玉枕上，左右摇之，极，五息止。

第八，治腰脊病：两手叉腰左右，摇肩至极。

第九，治胸中（病）：以两手叉腰左右，曲身，极五。

第十，治肩中劳疾：两手相叉，左右擗之，低头至膝，极，五息止。

第十一，治皮肤烦：以左右手上振两肩，极，五息止。

第十二，治肩胛恶注：左右如挽弓，各五息止。

第十三，治膊中注气冷痹：起立，一足踹高，一足稍下，向前后搦之，更为之，各二七。

无病亦常为之，万病不生。（宋·张君房《云笈七签》）

二十六、半身不遂导引法

半身不遂者，阳气畜聚，为外寒所蔽。或因阴气所冲，其脉虽通而内无所达也。

治之之法：

大坐，以左右手据二膝上，向左力回十过，右亦如之。左右迭两相合者，满三百六十之数。即使人力搦，手足不随者，各三百六十过。复以左右手向下，将手足不随者，亦三百六十过。

既已，乃纵放其体，以鼻徐徐长取其清气，然后口徐徐长呼出之。当呼之时，以意送其气入于所患手足之中。

又咽津，随之者，六十过。吹、嘘、呵、呬、嘻皆如之。病甚者，不堪导引，则使人力掣，手足不随者，以意送其意亦可也。（宋·曾慥《道枢·太清导引下篇》）

二十七、周身肿导引法

周身肿者，阳气促于五脏，出于皮肤，壅而不散也。

大坐，以左右手据膝上，左右力回者，各十过一易，于是两相合者，三百六十过。以鼻长取清气，使周达于五脏，口长呼以出之，漱津以咽之者，六十过。吹、嘘、呵、呬、嘻亦如之。

热之甚者，其口无津，则惟导引：以鼻取其清，口吐其浊，亦可也。热气所冲，屯聚不散而为肿者，则以口长吹于肿之上十四过，以冷手宽按之。以口长呵于肿之上十四过，复搓左右手使热宽按之，如此迭为焉，至愈而止。（宋·曾慥《道枢·太清导引下篇》）

二十八、卒中导引法

若卒得中风，病宿固，痹瘳不随，耳聋不闻，头癫疾，欺逆上气，腰脊苦痛，皆可按图视像，随疾所在行气导引，以意排除去之。

行气者，则可补于里；导引者，则可治于四肢。自然之道，但能勤行，与天地相保。（宋·张君房《云笈七签》引《太清导引养生经》）

二十九、五疫导引法

黄帝曰：余闻五疫之至，皆相染易，无问大小，病状相似，不施救疗，如何可得不相移易者？岐伯曰：不相染者，正气存内，邪不可干，避其毒气。天牝从来，复得其往，气出于脑，即不邪干。

气出于脑，即室先想心如日。

欲将入于疫室，先想青气自肝而出，左行于东，化作林木。

次想白气自肺而出，右行于西，化作戈甲。

次想赤气会心而出，南行于上，化作焰明。

次想黑气从肾而出，北行于下，化作水。

次想黄色自脾而出，存于中央，化作土。

五气护身之毕，以想头上如北斗之煌煌。然后可入于疫室。

又一法，于春分之日，日未出而吐之。

又一法，于雨水日后，三浴以药泄汗。

又一法，小金丹方：辰砂二两……炼白沙蜜为丸，如梧桐子大。每天望东，吸日华气一口，冰水下一丸，和气咽之。服十粒，无疫干也。（《素问·刺法论》）

第六章　经典导引法实修 ▷▷▷▷

第一节　古本易筋经十二势导引法

"古本易筋经十二势导引法"是中医导引学经典，其以《易经》为哲学基础，以《素问》《灵枢》为理论指导，通过伸筋拔骨、吐故纳新、守中和合，达到强筋壮骨、固摄精气、濡养脏腑、涵养心性的效果。

2014 年 11 月 11 日，中华人民共和国国务院公布了第四批国家级非物质文化遗产代表性项目名录，由上海传承导引医学研究所申报的"古本易筋经十二势导引法"被列选，成为中国首个中医导引法的非物质文化遗产代表性项目。

"古本易筋经十二势导引法"以分筋疏导为入门抓手。初习导引势，通过"伸筋拔骨"，使筋归槽、骨对缝，恢复经筋的活力。次习吐纳法，通过"吐故纳新"，排浊留清，改善脏腑功能。

"古本易筋经十二势导引法"除调节自身，防治未病外，还可应用于慢病康复领域。慢病患者由于自身正气亏虚，由劳损或感受外邪而致气血不通，痰瘀内结，经脉闭阻而患病。"古本易筋经十二势导引法"特别强调通过对人体经筋的调摄，由经筋影响经络、脏腑，从而逐渐恢复和提高人体的自我组织能力和自我康复能力。因此，导引是巩固疗效、缓减甚至消除不良症状以及改善身心健康状态的重要手段，目前临床上已用于帕金森病等中老年慢病、慢性疲劳综合征、先天性智力残障的康复。

一、准备与热身

在练习前，应先排空大、小便，穿上宽松透气的衣服，然后在腰上扎一根腰带。腰部的带脉将身体一分为二，带脉以上为阳，带脉以下为阴。带脉约束着人体的经脉与阴阳，能使清气上升，浊气下降。清浊分离，人的气色就好，精力也会充沛。要注意的是腰带不可用松紧带，因为松紧带会随着腹部的收缩和鼓胀而变化，而腰带则是约束其鼓胀，是防止腹部壅塞的有效措施，同时也可以对腰肌和腰椎有保护作用。

"古本易筋经十二势导引法"各势开始时，均有咬牙、舌抵上腭、双目平视、调匀鼻息的要求。

咬牙：是练筋骨的开始。中医学认为，肾主骨，齿为骨之余，咬牙可固齿和壮骨。"养生十六宜"曰："齿宜常叩。"无论坐、卧、站、行，均可叩齿。记得曾有学员问及：已是满口假牙，还用得着咬牙吗？回答是肯定的，咬假牙还可以刺激牙床，以防萎缩。

舌抵上腭：注意这里用的是"抵"，而不是"舐"。中医学认为：舌为心之苗。舌尖上抵则津液生。"养生十六宜"曰："舌宜常柱。"舌抵上腭可形成任脉与督脉的环流，道家称之为小周天。

双目平视：我们传承的易筋经十二势导引法要求睁眼练习。中医学认为：眼为神舍。睁眼有练神之功效。如果习练者神弱，在锻炼时不自觉地闭上眼睛，可稍事休息，待恢复精神后再行练习。

调匀鼻息：初习导引者，可鼻吸口呼，待呼吸调匀后再鼻吸鼻呼。"养生十六宜"曰："鼻息宜调匀。"初习调息宜刻意为之，久久自成习惯。

注意：年纪大的习练者，尤其是男性，如果发现自己的鼻毛长，在理发时请理发师修剪短一些，因为毛发的功能之一是帮助收缩，而鼻毛太长也会影响通气。

以上是行"古本易筋经十二势导引法"前的准备功课，习练者不可不知。

二、预备势导引法

预备势导引法可疏导任、督二脉。督脉督一身之阳，导引督脉使阳气升；任脉任一身之阴，导引任脉使阴气降。

预备势导引法通过蜷曲和伸展，可让筋归槽、骨对缝，使习练者形正、气和、体柔。另外，预备势导引法可促进周身气血循行，使之达到末梢（手指、脚趾），起到热身活血的作用，故预备势又名热身法。

【分解演示】

分解动作一：松静站立。咬牙，舌抵上腭，双目平视，调匀鼻息（图6-1）。

屈膝下蹲，低头成团状（图6-2）。重心依次向前移动，重心还原；向后移动，重心还原；向左移动，重心还原；向右移动，重心还原。

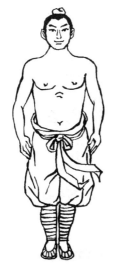

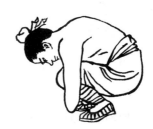

图6-1 预备势（1）　　　　　　图6-2 预备势（2）

分解动作二：两手扶膝，膝盖挺直（图 6-3）。

十指交叉翻掌心向下，起身，上托（图 6-4）。

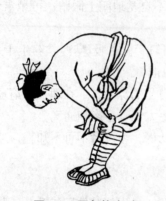 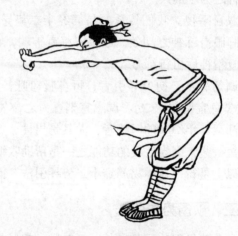

图 6-3　预备势（3）　　　　　　图 6-4　预备势（4）

分解动作三：两手抱后脑，抬头、挺胸、挺腹、挺小腹、挺腹股沟（图 6-5）。

身体还原同时吐气。

分解动作四：十指交叉，上托（图 6-6）。

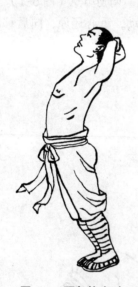 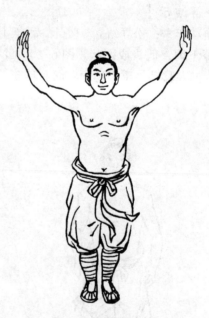

图 6-5　预备势（5）　　　　　　图 6-6　预备势（6）

分解动作五：左右分开，至水平位握拳（图 6-7）。

分解动作六：下落时，依次放松肩、肘、腕、手指，恢复松静站立（图 6-8）。

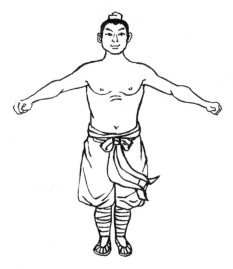

图 6-7 预备势（7）

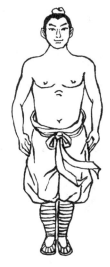

图 6-8 预备势（8）

【要点解析】

练习预备势，是为了放松全身筋骨，起到热身的作用。导引动作有"松—紧—松"的交替，可通过紧张收缩、弯曲和轻微的反关节运动来达到伸筋拔骨的功效。

整个导引过程是下蹲时低头，将腰、背、颈部收紧，同时以呼气为主（初学者呼完可以换气，不要憋气）。向上伸展时注意两手十指交叉，翻掌上托，同时抬头、挺胸、挺腹、挺小腹、挺腹股沟，上伸时以吸气为主（初学者可以换气，不要憋气）。放松时向下导引，依次放松肩、肘、腕、手指和脊柱、下肢各关节，垂手站立时体会"松、静"的感觉。

【导引时机】

1. 清晨起床，在空气清新处导引预备势 3 次，可排浊纳清。

2. 在做剧烈或对抗性运动前，导引预备势 3 次，可起热身之功效。

3. 秋冬天气寒冷，无论在学校、办公室或家中，导引预备势 3 次，可迅速活血暖身。

三、韦陀献杵第一势导引法

韦陀献杵第一势疏导手太阴经筋，与此相应的是手太阴肺经。

手太阴之筋（图 6-9），起于手大指上，沿指上行，结于鱼际后，经寸口外侧，沿前臂结于肘中，向上经上臂内

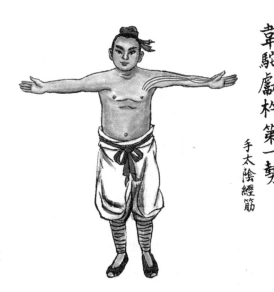

图 6-9 韦陀献杵第一势手太阴经筋

侧，进入腋部，出缺盆（锁骨上窝），结于肩髃部前方，再上结于缺盆，下行结于胸里，散布贯穿胃的上贲门部，再会合下行，到达季胁部。

手太阴肺经失调常表现为胸部满闷，咳嗽，气喘，锁骨上窝处疼痛，心胸烦满，小便频数，肩背、上肢前边外侧发冷、麻木酸痛等。

【分解演示】

分解动作一：两脚开立，与肩同宽，自上而下放松（图6-10）。

分解动作二：两手转掌心向前，在体前慢慢捧起，在胸前合掌（图6-11，图6-12）。

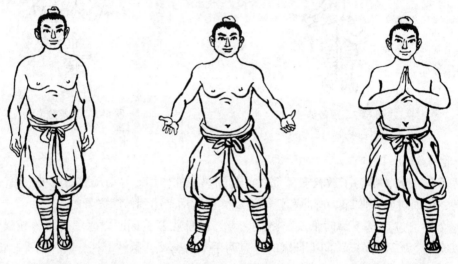

图6-10　韦陀献杵第一势（1）　　图6-11　韦陀献杵第一势（2）　　图6-12　韦陀献杵第一势（3）

分解动作三：向前推出，左右打开（图6-13，图6-14）。

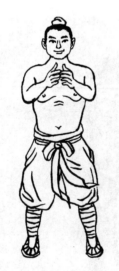
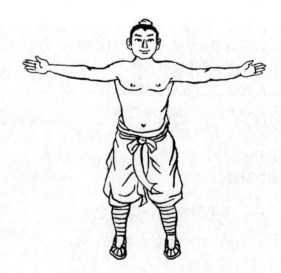

图6-13　韦陀献杵第一势（4）　　　　　图6-14　韦陀献杵第一势（5）

分解动作四：转掌心向下，握拳（图6-15）。

依次放松肩、肘、腕、手指（图6-16）。

重复 7 次后，恢复松静站立（图 6-17）。

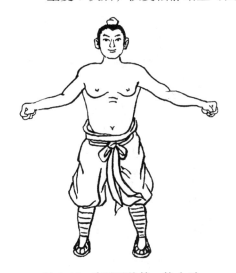 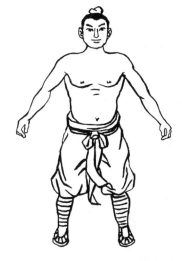 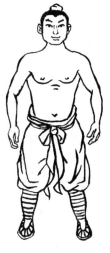

图 6-15 韦陀献杵第一势（6）　　图 6-16 韦陀献杵第一势（7）　　图 6-17 韦陀献杵
第一势（8）

【要点解析】

1. 韦陀献杵势导引法是模仿正教护法神韦陀的导引势。其要领一曰中正，一曰平和。中正者，形正而心无外驰；平和者，专心调息勿使气滞。

2. 此势导引法动作精简、呼吸平和，容易使习练者感受"动中求静"。初学者可多加习练。

3. 韦陀献杵第一势疏导手太阴经筋，与此经筋相应的是手太阴肺经。肺朝百脉，主气，主治节。中医导引学非常重视对肺经的调摄。

4. 此势对胸部满闷，气喘，心胸烦满，肩背、上肢麻木酸痛，两手支撑不能用劲，拘紧掣痛，胁肋拘急等有缓急之功效。

四、韦陀献杵第二势导引法

韦陀献杵第二势疏导手少阳经筋，与此相应的是手少阳三焦经。

手少阳经筋（图 6-18），起于无名指端，结于腕背，沿臂上行后结于肘尖部位，又经上臂外侧上肩、颈，与手太阳的经筋相合；其分支从下颌角部进入，沿耳前，属目外眦，上过额，结于头角。

手少阳三焦经失调常表现为胃脘痛，腹胀，呕恶，嗳气，食不下，黄疸，小便不利，烦心，心痛，失眠，股膝内肿，足大趾不用等。

【分解演示】

分解动作一：两脚开立，略宽于肩，屈膝下蹲

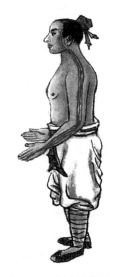

图 6-18 韦陀献杵第二势手少阳经筋

成大马步（图6-19，图6-20）。

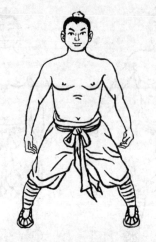

图 6-19　韦陀献杵第二势（1）

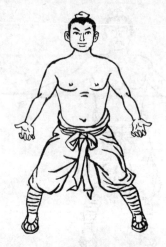

图 6-20　韦陀献杵第二势（2）

分解动作二：两手在体前捧起，在胸前翻掌，用劲慢慢上托（图6-21，图6-22）。

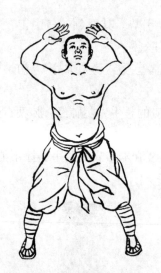

图 6-21　韦陀献杵第二势（3）

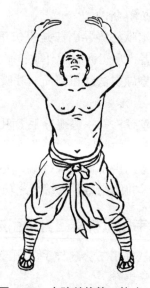

图 6-22　韦陀献杵第二势（4）

分解动作三：左右打开，至水平位握拳（图6-23，图6-24，图6-25）。

依次放松肩、肘、腕、手指的同时慢慢起身（图6-26）。

重复导引7次后，恢复松静站立。

【要点解析】

1. 杵是韦陀所用降服病魔、心魔的法器，传统医药炮制中也会用到药杵。

2. 杵的特点是重，所以在两手翻掌上托时，要徐徐向上用劲，感受三焦区域的开合。中医导引诀"两手托天理三焦"即是谓此。

3. 经云：上焦如雾，中焦如沤，下焦如渎。经常导引此势可提高上、中、下三焦的

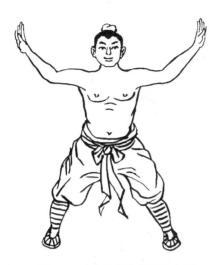

图6-23　韦陀献杵第二势（5）

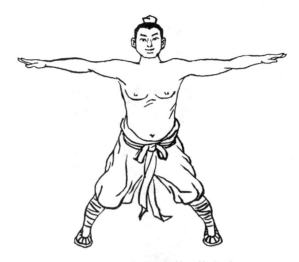

图6-24　韦陀献杵第二势（6）

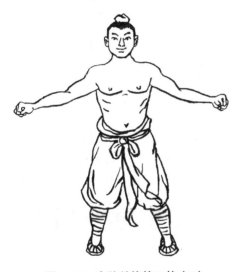

图6-25　韦陀献杵第二势（7）

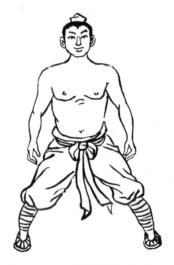

图6-26　韦陀献杵第二势（8）

气化功能，也可及时消除疲劳，破散脏腑之积聚，防病于未然。

五、摘星换斗势导引法

摘星换斗势疏导手少阴经筋，与此相应的是手少阴心经。

手少阴经筋（图6-27），起于手小指内侧，结于腕后，向上结于肘内侧，上入腋内，交手太阴经筋，伏行于乳里，结于胸中，沿膈向下，联系于脐部。

手少阴心经失调常表现为咽干，渴而欲饮，胁痛，手臂内侧疼痛，掌中热痛，心痛，心悸，失眠，神志失常等。

【分解演示】

分解动作一：屈膝下蹲成大马步，身体保持正直（图6-28）。

两手在体前捧起（图6-29）。

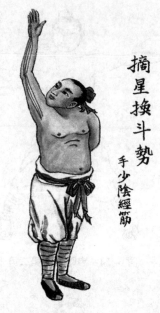

摘星换斗势

手少阴經筋

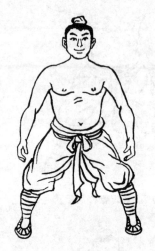

图 6-27　摘星换斗势手少阴经筋　　　　图 6-28　摘星换斗势（1）

分解动作二：右手在上，左手在下，两手同时转掌心向下（图 6-30）。

分解动作三：右手上顶，左手下探（图 6-31，图 6-32，图 6-33）。

分解动作四：眼睛看上掌，两手同时外旋、摘星，成右摘星势（图 6-34，图 6-35）。

分解动作五：两手握拳，向下导引，至胸前交叉换手（图 6-36，图 6-37）。

分解动作六：左手上顶，右手下探，两手同时外旋、摘星，成左摘星势（图 6-38，图 6-39）。

分解动作七：左势与右势合为一次，做 7 次后，两手握拳收于肋间（图 6-40）。

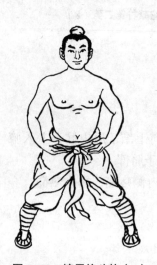

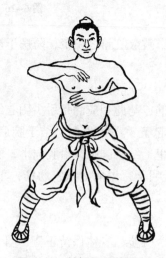

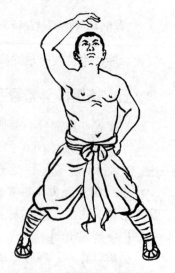

图 6-29　摘星换斗势（2）　　　图 6-30　摘星换斗势（3）　　　图 6-31　摘星换斗势（4）

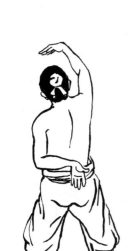

图 6 32　摘星换斗势（5）

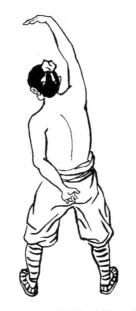

图 6-33　摘星换斗势（6）

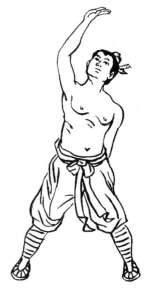

图 6-34　摘星换斗势（7）

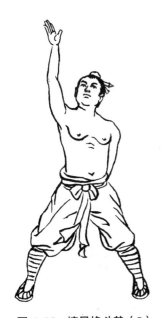

图 6-35　摘星换斗势（8）

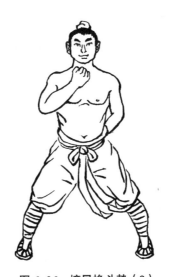

图 6-36　摘星换斗势（9）

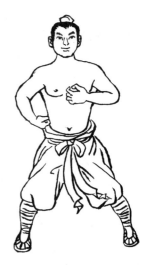

图 6-37　摘星换斗势（10）

依次放松肩、肘、腕、手指。

恢复松静站立。

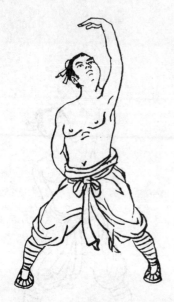
图6-38　摘星换斗势（11）

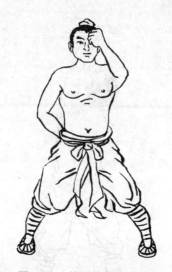
图6-39　摘星换斗势（12）

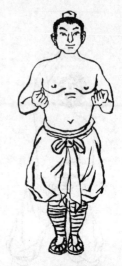
图6-40　摘星换斗势（13）

【要点解析】

1.摘星换斗势导引法疏导手少阴心经。中医学认为心主神明。心失所养则心神不宁，容易导致心悸、失眠等症。心神散乱易扰则无法专注，故导引此势有专注凝神之效。

2.对于长期伏案的脑力工作者而言，导引此势可舒展筋骨，缓解颈椎、肩、肘、腕、指关节的疲劳，远离慢性疲劳综合征。

3.长期坚持可消心下之积病，亦可散腹腔之聚病，对痔病也有效果。

六、出爪亮翅势导引法

出爪亮翅势导引法是鸟类的仿生导引法，脱胎于经典的导引势"鸟申"。

出爪亮翅势导引法疏导手阳明经筋，与此相应的是手阳明大肠经。中医学认为，大肠与肺相表里。

手阳明经筋（图6-41），起于大拇指、食指，上行至头面。

手阳明大肠经失调不仅表现有口干、鼻塞、齿痛、颈肿、喉痹、面痒、面瘫、眼珠发黄和肩前、臂及食指痛，还表现为大肠功能失调的相关的病证，如腹痛、肠鸣、泄泻、便秘、痢疾等。

【分解演示】

分解动作一：两脚并拢，自上而下放松（图6-42）。

分解动作二：两手握拳、提起，置于两肋（图6-

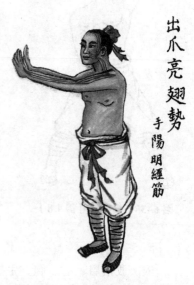
出爪亮翅势 手陽明經筋

图6-41　出爪亮翅势手阳明经筋

43，图 6-44)，同时咬牙、舌抵。

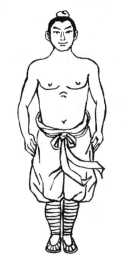
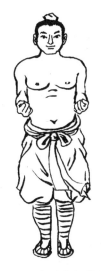
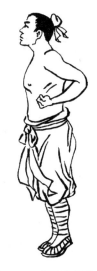

图 6-42　出爪亮翅势（1）　　　图 6-43　出爪亮翅势（2）　　　图 6-44　出爪亮翅势（3）

分解动作三：抬头、挺胸、收腹。脚跟提起，人体重心移至脚掌，同时两手呈爪状，向前上方探出（出爪）（图 6-45，图 6-46）。

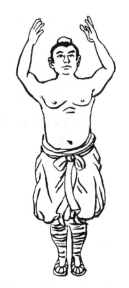
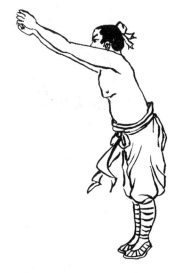

图 6-45　出爪亮翅势（4）　　　　　图 6-46　出爪亮翅势（5）

分解动作四：两臂外展，向后方划圆弧（亮翅）（图 6-47）。

两臂从体后侧慢慢收回，握拳于肋下（图 6-48）。

分解动作五：依次放松肩、肘、腕、手指（图 6-49，图 6-50）。

重复 7 次后，恢复松静站立。

【要点解析】

1. 出爪亮翅势导引法是模仿鸟类形态的仿生导引法。

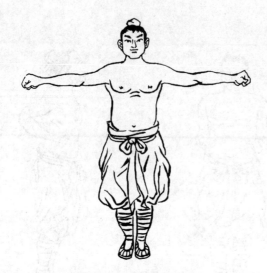

图 6-47　出爪亮翅势（6）

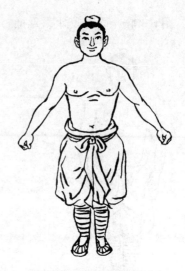

图 6-48　出爪亮翅势（7）

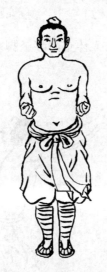

图 6-49　出爪亮翅势（8）

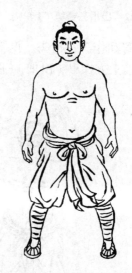

图 6-50　出爪亮翅势（9）

2. 出爪亮翅势导引法，通过咬牙、舌抵、抬头、挺胸、收腹、提肛，助阳气上升，可聚精、养气、凝神，长期坚持可身轻如燕。

3. 导引此势对口干、鼻塞、齿痛、腹痛、肠鸣、泄泻、便秘等症有调理作用。

七、倒拽九牛尾势导引法

倒拽九牛尾势疏导足阳明经筋，与此经筋相应的是足阳明胃经。

足阳明经筋（图 6-51），起始于足次趾、中趾及无名趾，结于足背，斜向外行至腓骨，上结于膝外侧，直上结于髀枢，再向上沿胁部联属于脊。其直行的一支，从足背上沿胫骨，结于膝部；由此分出的经筋结于腓骨部，合于足少阳经筋；直行的沿伏兔上行，结于大腿部而聚会于阴器。上向腹部而分布开，至缺盆处结集。上向颈部，夹口

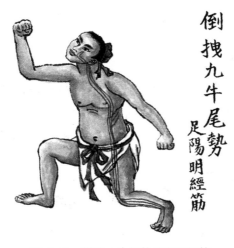

图 6-51 倒拽九牛尾势足阳明经筋

旁，会合于鼻旁颧部，向下结于鼻部，复从鼻旁合于足太阳经筋。太阳经筋维络"目上纲"（上睑），阳明经筋维络"目下纲"（下睑），另一支从面颊结于耳前部。

足阳明胃经失调常表现为肠鸣腹胀，腹痛，胃痛，腹水，呕吐或消谷善饥，口渴，咽喉肿痛，鼻衄，胸部及膝髌等本经循行的部位疼痛、热病、发狂等。

【分解演示】

分解动作一：右脚向右方跨一大步，屈膝下蹲呈马步（图 6-52）。

两掌心相对在小腹部呈拧物状，右手在下，左手在上（图 6-53）。

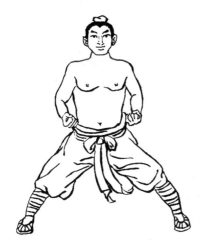

图 6-52 倒拽九牛尾势（1）

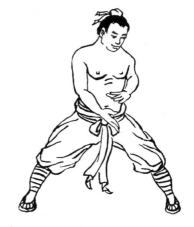

图 6-53 倒拽九牛尾势（2）

两手握拳，左右用劲分开，同时右转成弓步，后腿绷直（图 6-54）。

右手攒拳，目注拳眼，成右倒拽牛尾势（图 6-55）。

分解动作二：转身，还原成大马步。两掌心相对在小腹部呈拧物状，左手在下，右手在上（图 6-56）。

两手握拳，左右用劲分开，同时左转成弓步，后腿绷直（图 6-57）。

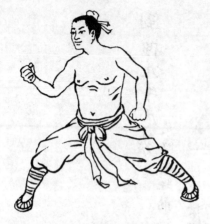

图 6-54　倒拽九牛尾势（3）

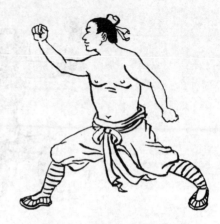

图 6-55　倒拽九牛尾势（4）

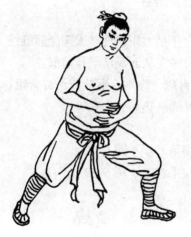

图 6-56　倒拽九牛尾势（5）

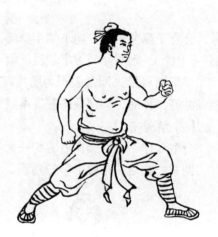

图 6-57　倒拽九牛尾势（6）

左手攒拳，目注拳眼，成左倒拽牛尾势（图 6-58）。

分解动作三：左势与右势合为一次，导引 7 次后还原成大马步。

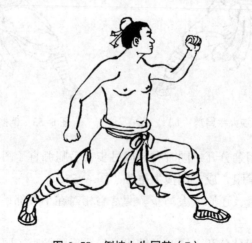

图 6-58　倒拽九牛尾势（7）

两手握拳收于肋下（图 6-59）。

起身的同时依次放松肩、肘、腕、手指，恢复松静站立（图 6-60）。

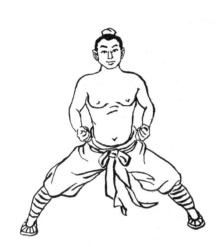

图 6-59 倒拽九牛尾势（8）

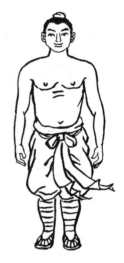

图 6-60 倒拽九牛尾势（9）

【要点解析】

1. 倒拽九牛尾势疏导足阳明经筋，该筋起于足中三趾，结于膝。膝为筋之府。易筋经十二势导引法所用的是劲而不是力，劲来源于筋，故亦名"筋劲"。

2. 经常导引此势可运用筋劲，使气与劲相合，消除有气无力的生理现象，同时还能提高胃的功能。

3. 中医学认为：胃与脾相表里。脾胃是后天之本，至为重要。如能在餐前、餐后适时导引倒拽九牛尾势和收势导引法，有助于调理养护脾胃，防止胃肠道疾病的产生。

八、九鬼拔马刀势导引法

九鬼拔马刀势疏导足太阳经筋，与此相应的是足太阳膀胱经。

足太阳经筋（图 6-61），起始于足小趾爪甲的外侧，向上结于外踝，再斜上结于膝部；下方沿足外侧结于足跟，向上沿跟腱结于腘部；其分支结于小腿肚（腨内），上向腘内侧，与腘部一支并行上结于臀部；向上夹脊旁，上后项；分支入结于舌根；其直行者结于枕骨，上向头项，由头的前方下行到颜面，结于鼻部；由鼻部分出的分支形成"目上纲"，向下结于鼻旁；背部的分支，从腋后外侧结于肩髃部位；另一支进入腋下，向上绕行出缺盆，上方结于完骨（耳后乳突）；再有分支从缺盆出来，斜上结于鼻旁颧骨部。

足太阳膀胱经失调常表现为头项疼痛，眼痛多

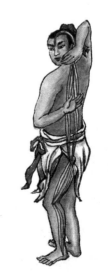

图 6-61 九鬼拔马刀势足太阳经筋

泪，鼻塞流涕，背腰及大腿后侧疼痛，足小趾不能用，小便淋沥、短赤、尿失禁等。

【分解演示】

分解动作一：两脚并拢，自上而下放松，舌抵上腭，两目平视（图6-62）。

两臂从体侧慢慢抬起，掌心向上与肩平（图6-63）。

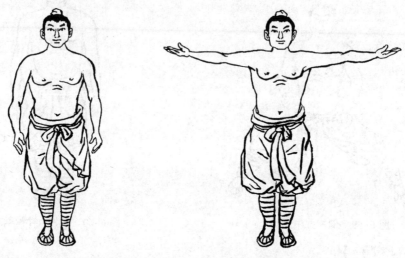

图6-62　九鬼拔马刀势（1）　　　　图6-63　九鬼拔马刀势（2）

分解动作二：右手臂上举，夹抱头部，左掌大拇指向上抵住后心（图6-64，图6-65，图6-66）。

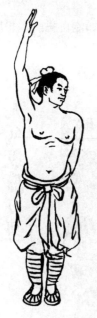 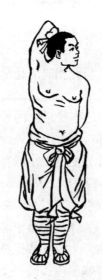 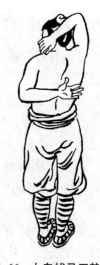

图6-64　九鬼拔马刀势（3）　　图6-65　九鬼拔马刀势（4）　　图6-66　九鬼拔马刀势（5）

分解动作三：手指带住嘴角，左掌大拇指抵住后心，同时向左转180度（图6-67）。

慢慢恢复至正身位，两手侧平举，掌心向上（图6-68）。

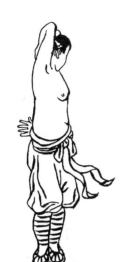

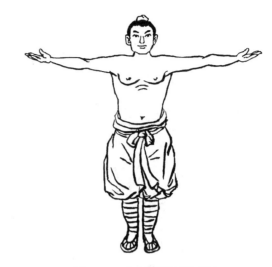

图 6-67　九鬼拔马刀势（6）　　　　　图 6-68　九鬼拔马刀势（7）

分解动作四：左手臂上举，夹抱头部（图 6-69）。

右掌大拇指向上抵住后心，手指带住嘴角，同时向右转 180 度（图 6-70，图 6-71）。

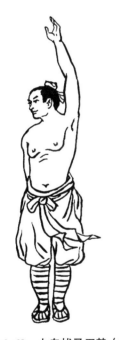

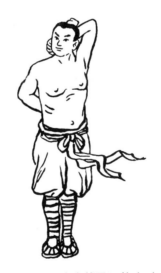

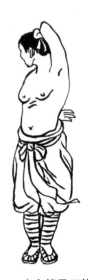

图 6-69　九鬼拔马刀势（8）　　　图 6-70　九鬼拔马刀势（9）　　　图 6-71　九鬼拔马刀势（10）

分解动作五：左势与右势合为一次，做 7 次后，还原成正身位。

两手侧平举，转掌心向下，握拳（图 6-72）。

依次放松肩、肘、腕、手指，恢复松静站立（图 6-73）。

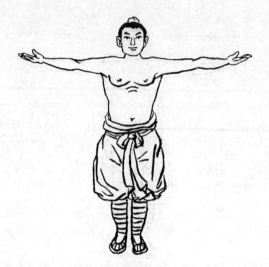

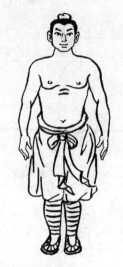

图6-72　九鬼拔马刀势（11）　　　　　图6-73　九鬼拔马刀势（12）

【要点解析】

1.九鬼拔马刀势导引法释名："九"是指上，即头及躯干上部，"鬼"即阴，指看不见、碰不到的部位。上部平时不容易锻炼到的耳后、腋下等处，通过模仿骑兵拔马刀的形态，使这些部位在阴、阳之间交替，继而得到锻炼、濡养。

2.导引此势对下焦气化功能弱，以及下肢关节不灵活、胁部作痛、颈椎痛等有缓解作用。

3.长期坚持习练此势对小脚趾痛、脚后跟肿痛、颈项筋急、臂不能上举等有调理功效。

九、三盘落地势导引法

三盘落地势导引法疏导手厥阴经筋，与此相应的是手厥阴心包经。

手厥阴经筋（图6-74），起始于中指，与手太阴经筋并行，结于肘部内侧，上经上臂的内侧，结于腋下；其分支进入腋内，散布于胸中，结于膈部。

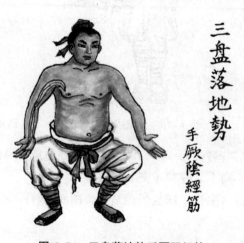

图6-74　三盘落地势手厥阴经筋

手厥阴心包经失调常表现为手心热，肘臂屈伸困难，腋下肿，胸胁胀闷，心痛，心烦，面红，目黄，喜笑无常等。

【分解演示】

分解动作一：两脚开立，自上而下放松，舌抵上腭，双目平视（图6-75）。

右脚向右跨一大步，屈膝下蹲成大马步，两手握拳提至肋下（图6-76）。

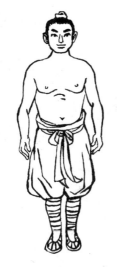

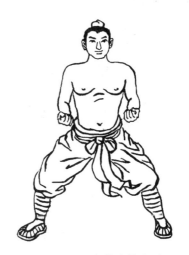

图6-75 三盘落地势（1）　　　　　图6-76 三盘落地势（2）

分解动作二：两手由拳变掌，透过指尖以暗劲下插（图6-77）。

分解动作三：两掌心以掌根用劲，向前慢慢推出，至水平位（图6-78）。

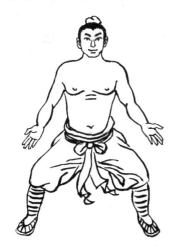

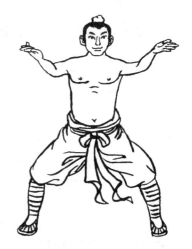

图6-77 三盘落地势（3）　　　　　图6-78 三盘落地势（4）

向内收于腋下（图6-79），转掌下压至腰间（图6-80），两掌虎口相对，旋腕、握拳（图6-81）。

分解动作四：两手握拳上提至肋下（图6-82）。

慢慢放下，依次放松肩、肘、腕、手指，同时起身（图6-83）。

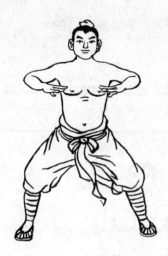 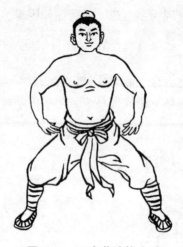 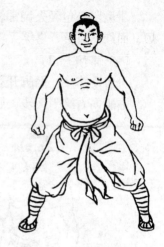

图 6-79　三盘落地势（5）　　　图 6-80　三盘落地势（6）　　　图 6-81　三盘落地势（7）

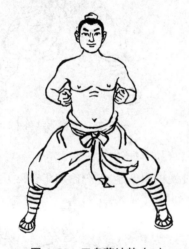 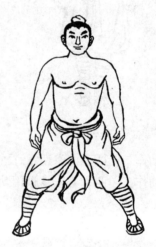

图 6-82　三盘落地势（8）　　　图 6-83　三盘落地势（9）

重复 7 次为一组，做一组。

【要点解析】

1. 三盘落地势导引法是由起势、下插、前推、内收、转掌下压、旋腕握拳、提起、收势等八段小导引集合而成，其主要作用是锻炼筋劲，提高免疫力。

2. 心包经与三焦经相表里。此二经虽有名而无实形，但确实有其功能所在。经常导引此势可缓解胸闷、胀痛等症状，对心胸乃至整个胸腹部都有保护作用。

十、青龙探爪势导引法

青龙探爪势导此法疏导足少阳经筋，与此经筋相应的是足少阳胆经。

足少阳经筋（图 6-84），起于第四趾，上结于外踝，再向上沿胫外侧结于膝外侧；其分支另起于腓骨部，上走大腿外侧，前边结于伏兔（股四头肌部），后边结于骶部；其直行者经侧腹季胁，上走于腋前方，联系于胸侧和乳部，结于缺盆；其直行者上出腋部，穿过缺盆，走向太阳经的前方，沿耳后上绕到额角，交会于头顶，再从头顶侧面向下走向下颌，又向上方结于颧部，分支结于目外眦成"外维"。

足少阳胆经失调常表现为寒热，口苦，胁痛，偏头痛，外眼角痛，颈及锁骨上窝肿痛，腋下淋巴结肿大，股、膝、小腿外侧疼痛及第四足趾运动障碍。

【分解演示】

分解动作一：两脚并拢，自上而下放松，舌抵上腭，双目平视（图6-85）。

两手握拳提起，置于肋下（图6-86）。

右手成爪状，向左上方探出（图6-87）。

分解动作二：右手从上垂直下落至左脚踝外侧（图6-88）。

翻掌下压，以腰带动手臂，从左向右转180度（图6-89）。

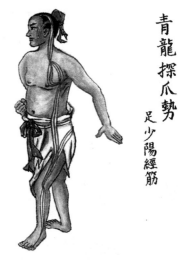

图6-84 青龙探爪势足少阳经筋

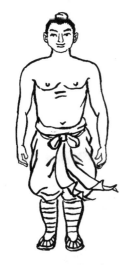

图6-85 青龙探爪势（1）

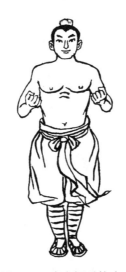

图6-86 青龙探爪势（2）

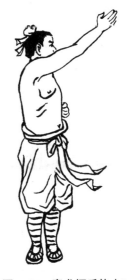

图6-87 青龙探爪势（3）

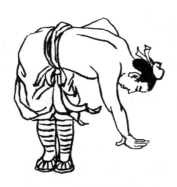

图6-88 青龙探爪势（4）

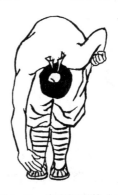

图6-89 青龙探爪势（5）

转至右脚踝外侧时旋腕、握拳（图6-90）。

分解动作三：右手握拳上提至肋下（图6-91，图6-92）。

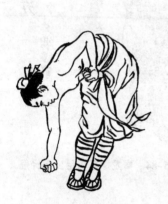
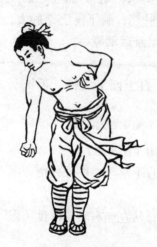
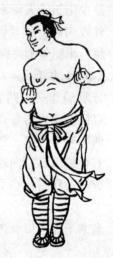

图6-90　青龙探爪势（6）　　　图6-91　青龙探爪势（7）　　　图6-92　青龙探爪势（8）

左手成爪状，向右上方探出（图6-93）。

左势与右势动作相同，唯方向相反（图6-94）。

左、右势合为一次，做7次后，两手握拳收置肋下（图6-95）。

依次放松肩、肘、腕、手指。恢复松静站立。

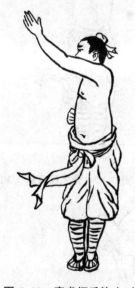
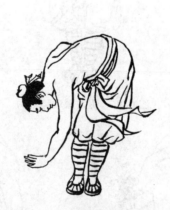
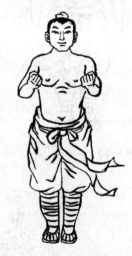

图6-93　青龙探爪势（9）　　　图6-94　青龙探爪势（10）　　　图6-95　青龙探爪势（11）

【要点解析】

1.青龙探爪势是模仿"龙探爪"的仿生导引法。其动作要求舒展、平缓，手要从头面处慢慢向下导引，牵动肩胛后垂直向下至脚踝外侧，再旋体180度后上引。导引此势可缓解腰腿、肩背、颈项的拘紧，有利于全身气血的运行。

2. 中医学认为，肝与胆相表里。导引此势有疏肝利胆的功效，若能配合卧虎扑食势则效果更佳。长期坚持导引此势对焦虑、抑郁等有调节作用。

十一、卧虎扑食势导引法

卧虎扑食势导引法是模仿老虎的仿生导引法，与之相近的是东汉末年华佗所创五禽戏中的"虎戏"。

卧虎扑食势导引法疏导足厥阴经筋，与此相应的是足厥阴肝经。

足厥阴经筋（图6-96），起于足大趾之上，上结于内踝之前，上循胫，结内辅骨之下，上循阴股，结于阴器，络诸筋。

足厥阴肝的循行经过阴器，抵小腹，故其常见病候有遗尿、小便不利、疝气及妇科疾病等。若其脉受邪，经气不利，则胸胁胀满、少腹疼痛。其脉上行者循喉咙、

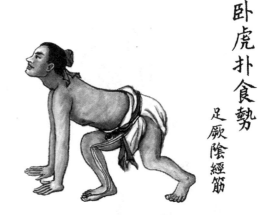

图6-96 卧虎扑食势足厥阴经筋

连目系，故经气不利则见颠顶痛、咽干、眩晕，又因肝主疏泄，肝气郁结则情志抑郁，肝火旺则易怒。

【分解演示】

分解动作一：松静站立，咬牙，舌抵上腭，双目平视，调匀鼻息（图6-97）。

分解动作二：右脚向前跨一大步，两手成虎爪状，向前扑出（图6-98，图6-99）。

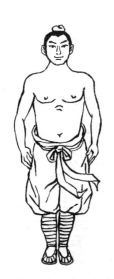

图6-97 卧虎扑食势（1）

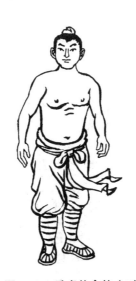

图6-98 卧虎扑食势（2）

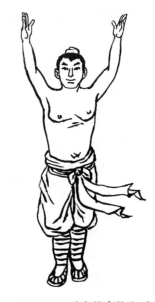

图6-99 卧虎扑食势（3）

两手十指挂地，重心前移至手指和脚趾，肩背平直，抬头，张口，怒目（图6-100）。

分解动作三：重心前后移动，向后吸气蓄力、向前吐气开声，虎啸 7 次（图 6-101）。
此即卧虎扑食右势。
分解动作四：右脚收回，慢慢起身，两手掌心相对向上导引（图 6-102）。

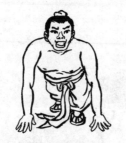

图 6-100　卧虎扑食势（4）

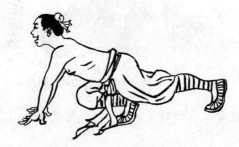

图 6-101　卧虎扑食势（5）

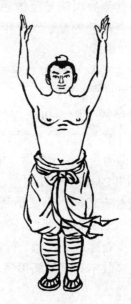

图 6-102　卧虎扑食势（6）

举过头顶后，握拳，慢慢向下导引至肋间（图 6-103，图 6-104）。
依次放松肩、肘、腕、手指，恢复松静站立（图 6-105）。
左势与右势相同，唯动作相反。左右各 7 次为一组。

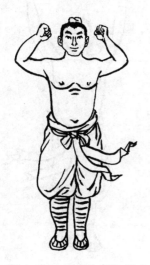

图 6-103　卧虎扑食势（7）

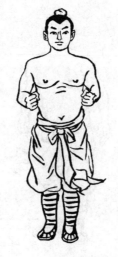

图 6-104　卧虎扑食势（8）

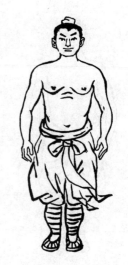

图 6-105　卧虎扑食势（9）

【要点解析】

1.卧虎扑食势导引法有两个要点需要掌握。① 头面部导引：通过龇牙咧嘴，活化面部神经。② 躯干部导引：抬头，肩背平直，以脚趾为动力，向前导引成扑食势，通过虎吼，平和肝气。

2.中医学认为，肝主筋，人体最大的筋是宗筋（生殖器）。《素问·痿论》认为："入房太甚，宗筋弛纵。"坚持导引卧虎扑食，对房事过多导致的性功能减退有调摄作用。

【导引时机】

1.每天早晨、下午导引卧虎扑食势7次，对虚火上炎有调理作用。

2.当焦虑、烦躁时，可导引卧虎扑食势7次，有平和肝气、疏解肝郁之效。

3.中老年人长期坚持导引卧虎扑食势，可活化面部神经，有效防止面具脸。

小贴士：卧虎扑食势老年人锻炼法

老年人在锻炼此势时，如存在下腰困难，可采取以下的方法进行锻炼。

分解动作：成弓步、两手扶膝，重心移至前腿（图6-106，图6-107）。

抬头、张口、怒目，呈卧虎扑食势。

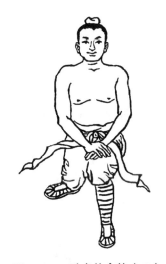 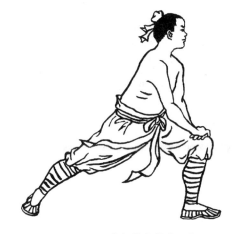

图6-106 卧虎扑食势（10）　　　　图6-107 卧虎扑食势（11）

重心前后移动7次。

十二、打躬势导引法

打躬势导引法疏导足少阴经筋，与此经筋相应的是足少阴肾经。

足少阴经筋（图6-108），起于足小趾下边，入足心部，同足太阴经筋斜走于内踝下方，结于足跟，与足太阳经筋会合，向上结于胫骨内踝下，同足太阴经筋一起向上行，沿大腿内侧，结于阴部，沿膂（脊旁肌肉）里夹脊，上后项结于枕骨，与足太阳经筋会合。

足少阴肾经失调常表现为目昏，心慌，口热舌干，咽肿，喉间干痛，心烦，黄疸，痢疾，脊股内侧后缘痛，厥冷、嗜睡等。

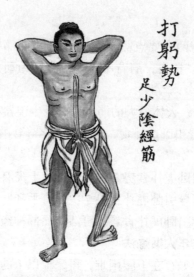

图 6-108　打躬势足少阴经筋

【分解演示】

分解动作一：松静站立，咬牙，舌抵上腭，双目平视，调匀鼻息。

两手在小腹前十指交叉，翻掌心向下（图 6-109）。

分解动作二：两臂上抬，上举过头顶（图 6-110）。

两手十指交叉抱于后脑（图 6-111）。

分解动作三：两臂以内关掩住双耳（图 6-112），同时躬身下探，尾闾上抬（图 6-113）。

起身时头先抬起（图 6-114），以头带动肩、背、腰，慢慢起身（图 6-115），同时两臂逐渐打开。

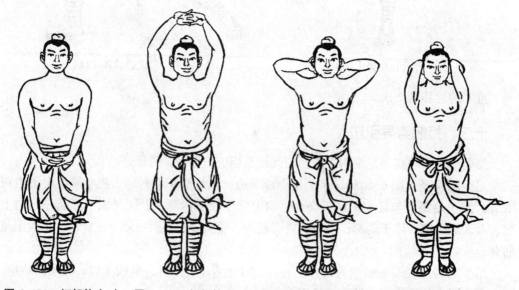

图 6-109　打躬势（1）　图 6-110　打躬势（2）　图 6-111　打躬势（3）　图 6-112　打躬势（4）

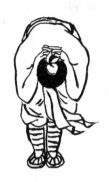 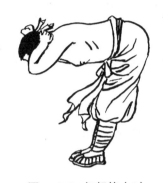 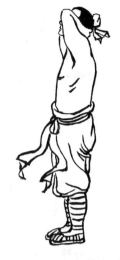

图6-113　打躬势（5）	图6-114　打躬势（6）	图6-115　打躬势（7）

分解动作四：重复导引7次后，十指交叉上托（图6-116）。

左右打开与肩平，握拳（图6-117）。

依次放松肩、肘、腕、手指，恢复松静站立（图6-118）。

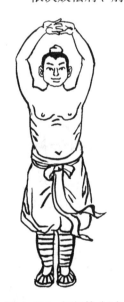 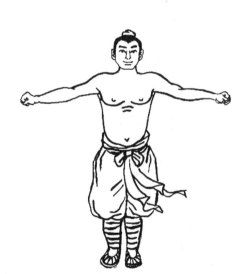 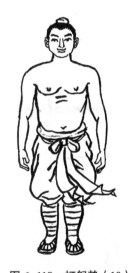

图6-116　打躬势（8）	图6-117　打躬势（9）	图6-118　打躬势（10）

【要点解析】

1. 肾经与膀胱经相表里。中医学认为，肾开窍于耳。导引此势时，需用两手内关掩紧两耳使之"闭"，并向下打躬，起身时再逐渐放松使之"开"。

2. 形体的开合在于打躬和起身。躬身下探时保持肩背平直，起身后抬头、挺胸、挺腹，确保身体的舒展，以疏导肾经。

3. 中医学认为，冬季需养肾。经常导引此势有固肾壮腰、防止耳鸣、提高听觉的功效。

十三、掉尾势导引法

掉尾势，亦作工尾势。掉者，摆动也。

掉尾势导引法疏导手太阳经筋，与此相应的是手太阳小肠经。中医学认为：小肠受盛胃中水谷，主转输清浊，与心相表里。

手太阳经筋（图6-119），起于小指上，结于耳后完骨。

手太阳经失调常表现为耳聋，目黄，咽喉肿痛，颈项转侧不利，少腹胀痛，尿频，泄泻或便秘。

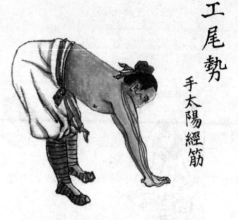

图 6-119　掉尾势手太阳经筋

【分解演示】

分解动作一：松静站立，咬牙，舌抵上腭，双目平视，调匀鼻息。

两手在小腹前十指交叉，翻掌心向下，下颌内扣，百会上顶，两臂上举过头顶，抬头，眼睛看上掌（图6-120，图6-121）。

分解动作二：两手保持十指交叉，慢慢下腰，下腰时保持头部昂起（图6-122）。

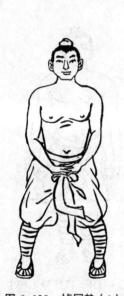

图 6-120　掉尾势（1）

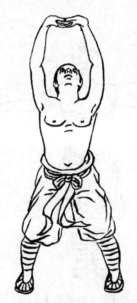

图 6-121　掉尾势（2）

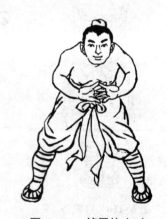

图 6-122　掉尾势（3）

分解动作三：两手叉掌拄地，保持抬头，目视前方约一米处（图6-123）。

重心前移至脚掌，脚跟提起、顿地21次，感受尾椎的震动（图6-124）。

分解动作四：顿地完毕，以手推地慢慢起身（图6-125）。

两手交叉上举过头顶（图6-126）。

分解动作五：两手从体侧分开与肩平，握拳（图6-127）。

依次放松肩、肘、腕、手指，恢复松静站立（图6-128）。

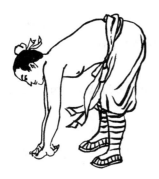

图 6-123　掉尾势（4）

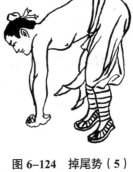

图 6-124　掉尾势（5）

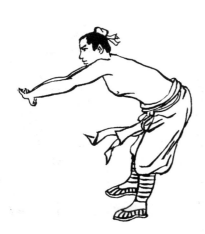

图 6-125　掉尾势（6）

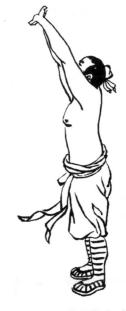

图 6-126　掉尾势（7）

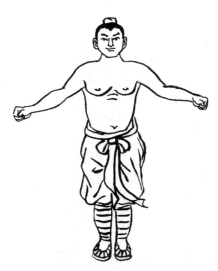

图 6-127　掉尾势（8）

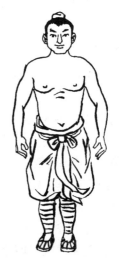

图 6-128　掉尾势（9）

【要点解析】

1.掉尾势导引法通过双手交叉柱地、尾椎至颈椎倒挂的形态，使气血更易于沿督脉上行，而脚跟顿地则加速了这一升阳的过程。

2.掉尾势导引法摆动的是尾椎而非臀部，且其幅度宜小而柔，不宜大而猛。

3.掉尾势导引法需要一定的强度来保证，故要求顿地21次。

4.行掉尾势导引法时应始终保持抬头姿态，避免气血上涌。

5.长期坚持导引此势对耳痛、颈椎不适、肩关节酸痛、少腹胀痛、尿频、便秘等有调理作用。

小贴士：掉尾势老年人锻炼法

老年人在锻炼掉尾势时，如存在下腰困难，可以依此法进行锻炼。

分解动作：两手十指交叉，下腰置于矮凳或矮几上，保持抬头，目视前方（图6-129，图6-130）。

重心前移至脚掌，脚跟提起、顿地（图6-131），21次后以手推凳慢慢起身。

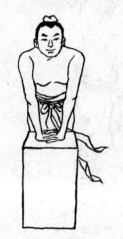

图6-129　掉尾势（10）

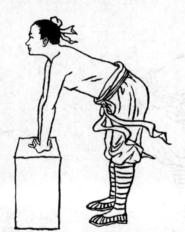

图6-130　掉尾势（11）

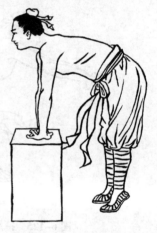

图6-131　掉尾势（12）

十四、收势导引法

收势导引法疏导足太阴经筋，与此相应的是足太阴脾经。

足太阴经筋（图6-132），起于足大趾内侧端，上行结于内踝，直行向上结于膝内辅骨，沿股内侧上行结于髀部，会聚于阴器，再上行至腹部，结聚于脐，沿腹内上行结于肋骨，散布到胸中，其行于内的经筋则附于脊旁。

中医学认为，脾主运化，为后天之本。足太阴脾经失调常表现为腹胀，便溏，胃脘痛，嗳气，身重无力，下肢内侧肿胀等。

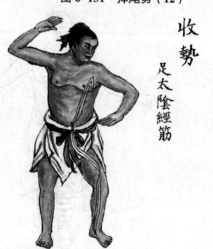

图6-132　收势足太阴经筋

【分解演示】

分解动作一：松静站立，自上而下放松（图6-133）。

两手在体前捧起，在胸前分掌（图6-134）。

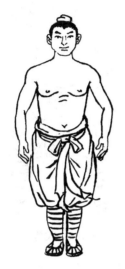
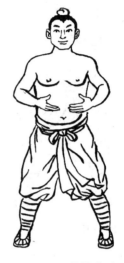

图6-133 收势（1）　　　　图6-134 收势（2）

分解动作二：右手掌心上托过头顶，左手掌心下按至环跳外侧（图6-135）。

双目透过下掌的虎口看左脚跟（图6-136）。

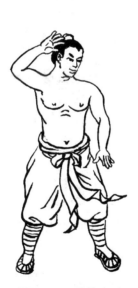
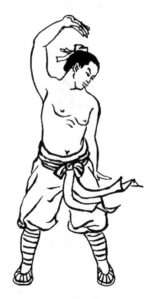

图6-135 收势（3）　　　　图6-136 收势（4）

分解动作三：两手在胸前交替，左手掌上托过头顶，右手掌下按至环跳外侧（图6-137）。

双目透过下掌的虎口看右脚跟（图6-138）。

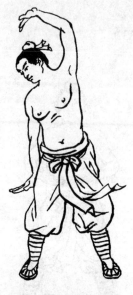

图 6-137 收势（5）

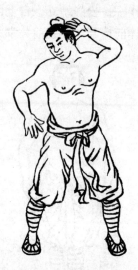

图 6-138 收势（6）

分解动作四：左右膀伸各 7 次后，两手在体前合掌、调息（图 6-139）。
气息调匀后恢复至松静站立（图 6-140）。

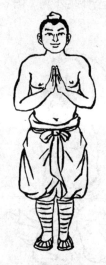

图 6-139 收势（7）

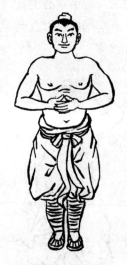

图 6-140 收势（8）

【要点解析】

收势导引法疏导足太阴脾经，脾与胃相表里，脾胃是后天之本，常做此势有醒脾养胃之功效，可预防脾胃相关疾病。此导引势在饭前、饭后都可以做。

附：《易筋经·膜论》（节选）

夫一人之身，内而五脏六腑，外而四肢百骸，内而精气与神，外而筋骨与肉，共成一身也。如脏腑之外，筋骨主之；筋骨之外，肌肉主之；肌肉之内，血脉主之；周身上下，动摇活泼者，此又主之于气也。是故修养之功，全在培养气血者，为大要也。即如天之生物，亦各随阴阳之所至而百物生焉，况于人生乎？又况于修炼乎？且夫精、气、神虽无形之物也，筋、骨、肉乃有形之身也。

此法必先炼有形者为无形之佐，培无形者为有形之辅，是一而二、二而一者也。若专培无形而弃有形，则不可。专炼有形而弃无形，则更不可。所以有形之身必得无形之气相倚而不相违，乃成不坏之体。设相违而不相倚，则有形者亦化而无形矣。是故炼筋必须炼膜，炼膜必须炼气。然而炼筋易而炼膜难，炼膜难而炼气更难也。先从极难、极乱处立定脚跟，后向不动不摇处认斯真法。

务培其元气，守其中气，保其正气，获其肾气，养其肝气，调其肺气，理其脾气，升其清气，降其浊气，闭其邪恶不正之气，勿伤于气，勿逆于气，勿忧思悲怒以损其气，使气清而平，平而和，和而畅达，能行于筋，串于膜，以至通身灵动，无处不行，无处不到。气至则膜起，气行则膜张，能起能张，则膜与筋齐坚齐固矣。

如炼筋不炼膜，而膜无所主；炼膜不炼筋，而膜无所依。炼筋炼膜而不炼气，而筋膜泥而不起；炼气而不炼筋膜，而气痿而不能宣达流串于筋络。气不能流串，则筋不能坚固，此所谓参互共享，错综其道也。

俟炼至筋起之后，必宜倍加功力，务使周身之膜皆能腾起，与筋齐坚着于皮，固于内，始为子母各当，否则筋坚无助，比如植物无土培养，岂曰全功也哉？

此篇言易筋以炼膜为先，炼膜以炼气为主，然此膜人多不识，不可为脂膜之膜，乃筋膜之膜也。脂膜腔中物也，筋膜骨外物也。筋则联络肢骸，膜则包贴骸骨。筋与膜较，膜软于筋；肉于膜较，膜劲于肉。膜居肉之内、骨之外，包骨衬肉之物也。其状若此，行此功者，必使气串于膜间，护其骨，壮其筋，合为一体，乃曰全功。

《易筋经·内壮论》（节选）

内与外对，壮与衰对。壮与衰较，壮可久也。内与外较，外勿略也。内壮言坚，外壮言勇，坚而能勇是真勇也，勇而能坚是真坚也。

凡炼内壮，其则有三：

一曰守此中道。守中者，专于积气也……凡揉之时，宜解襟仰卧，手掌着处，其一掌下，胸腹之间，即名曰中。惟此中乃存气之地，应须守之。

二曰勿他想。人身之中，精神气血不能自主，悉听于意，意行则行，意止则止……若或驰意于各肢，其所凝积精气与神，随即走散于各肢，即成外壮，而非内壮矣。揉而不积，又虚其揉矣，有何意哉？

三曰待其充周。凡揉与守，所以积气，气既积也，精神血脉悉皆附之。守之不驰，揉之且久，气惟中蕴而不旁溢，气积而力自积，气充而力自周。

第二节　二十四气导引法

"二十四气导引法"相传源自陈抟。陈抟字图南，号扶摇子，赐号希夷先生，北宋时期著名养生家。因此方法以坐姿为主，故又称"陈希夷二十四气导引坐功法"。

此导引法是根据二十四节气阳升阴降规律而设的二十四势导引法。按一年的二十四个节气进行有针对性的练习，深合传统医药"天人合一"的理论。

此导引法"应时导引，行气舒经"，即根据不同的时节，习练相应的导引势，疏导、调节相应的经络。要诀中指明了各节气对应的经络和此经络的五行属性，如在立春节气里调节手少阳三焦经，此属相火，故有标示"时配手少阳三焦相火"。

"二十四气导引法"，每节包括"运主""时配""坐功"和"治病"四个内容，巧妙地把功理、功法和功效结合起来，形成了一套严密的导引体系。

一、立春（图 6-141）

时配：手少阳三焦经。

导引：每日子丑时（23:00～3:00）。叠手按髀，转身拗颈，左右耸引各 15 次。叩齿 36 次，吐故纳新，漱咽 3 次。

二、雨水（图 6-142）

时配：手少阳三焦经。

导引：每日子丑时（23:00～3:00）。叠手按髀，拗颈转身，左右偏引各 15 次。叩齿 36 次，吐故纳新，漱咽 3 次。

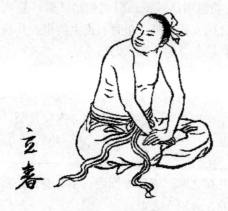 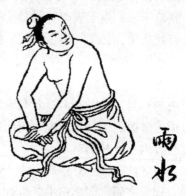

图 6-141　立春正月节导引图　　　　　图 6-142　雨水正月中导引图

三、惊蛰（图 6-143）

时配：手阳明大肠经。

导引：每日丑寅时（1:00～5:00）。握固转颈，反肘后向，顿掣 30 次。叩齿 36 次，吐故纳新，漱咽 3 次。

四、春分（图 6-144）

时配：手阳明大肠经。

导引：每日丑寅时（1:00～5:00）。伸手回头，左右挽引各42度。叩齿36次，吐故纳新，漱咽3次。

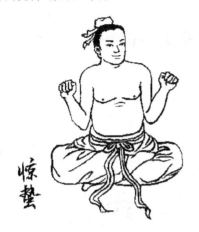

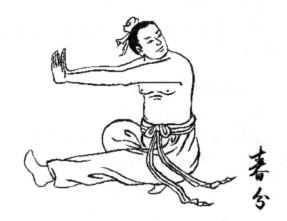

图6-143 惊蛰二月节导引图　　　　图6-144 春分二月中导引图

五、清明（图6-145）

时配：手太阳小肠经。

导引：每日丑寅时（1:00～5:00）。正坐，左右换手，如引硬弓各56次。叩齿36次，吐故纳新，漱咽3次。

六、谷雨（图6-146）

时配：手太阳小肠经。

导引：每日丑寅时（1:00～5:00）。正坐，换手左右举托，移臂左右掩乳，各35次。叩齿36次，吐故纳新，漱咽3次。

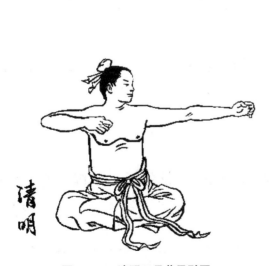

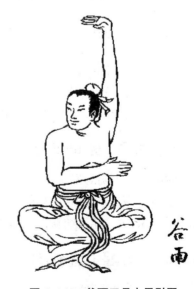

图6-145 清明三月节导引图　　　　图6-146 谷雨三月中导引图

七、立夏（图 6-147）

时配：手厥阴心包经。

导引：每日寅卯时（3:00～7:00）。闭息瞑目，反换两手，抑掣两膝各 35 次。叩齿 36 次，吐故纳新，漱咽 3 次。

八、小满（图 6-148）

时配：手厥阴心包经。

导引：每日寅卯时（3:00～7:00）。正坐，一手举托，一手拄按，左右各 15 次。叩齿 36 次，吐故纳新，漱咽 3 次。

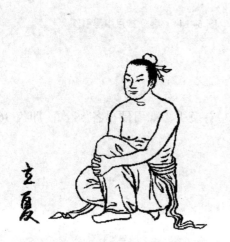
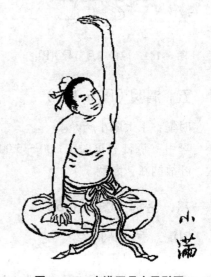

图 6-147　立夏四月节导引图　　　　图 6-148　小满四月中导引图

九、芒种（图 6-149）

时配：手少阴心经。

导引：每日寅卯时（3:00～7:00）。正立仰身，两手上托，左右力举，各 35 次。定息凝神，叩齿 36 次，吐故纳新，漱咽 3 次。

十、夏至（图 6-150）

时配：手少阴心经。

导引：每日寅卯时（3:00～7:00）。平坐，伸手，十指交叉，左右脚换踏，各 35 次。叩齿 36 次，吐故纳新，漱咽 3 次。

十一、小暑（图 6-151）

时配：手太阴肺经。

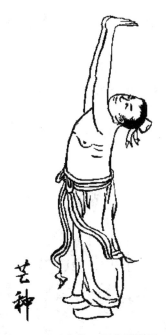

图 6-149　芒种五月节导引图

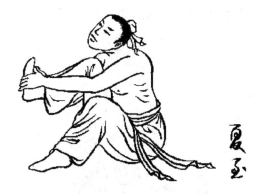

图 6-150　夏至五月中导引图

导引：每日丑寅时（1:00～5:00）。两手踞地，屈压一足，直伸一足，用力掣 15 次。叩齿 36 次，吐故纳新，漱咽 3 次。

十二、大暑（图 6-152）

时配：手太阴肺经。

导引：每日丑寅时（1:00～5:00）。双拳踞地，返首向肩，引作虎视，左右各 15 次。叩齿 36 次，吐故纳新，漱咽 3 次。

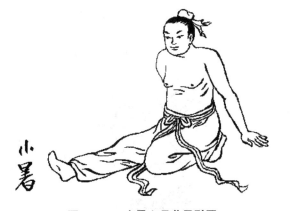

图 6-151　小暑六月节导引图

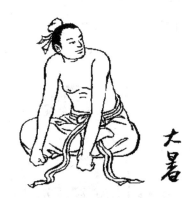

图 6-152　大暑六月中导引图

十三、立秋（图 6-153）

时配：足少阳胆经。

导引：每日丑寅时（1:00～5:00）。跪坐，两手托地，缩体闭息，耸身上踊，凡56次。叩齿36次，吐故纳新，漱咽3次。

十四、处暑（图6-154）

时配：足少阳胆经。

导引：每日丑寅时（1:00～5:00）。正坐转头，左右举引，反两手捶背，各35次。叩齿36次，吐故纳新，漱咽3次。

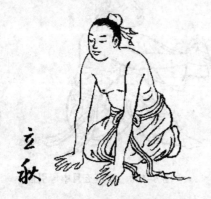

图6-153　立秋七月节导引图

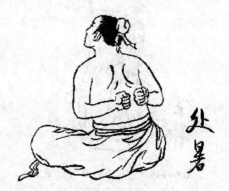

图6-154　处暑七月中导引图

十五、白露（图6-155）

时配：足阳明胃经。

导引：每日丑寅时（1:00～5:00）。正坐，两手按膝，转头推引，各15次。叩齿36次，吐故纳新，漱咽3次。

十六、秋分（图6-156）

时配：足阳明胃经。

导引：每日丑寅时（1:00～5:00）。正坐，两手掩耳，左右反侧，各15次。叩齿

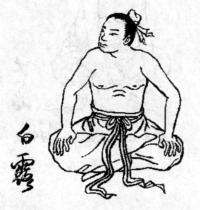

图6-155　白露八月节导引图

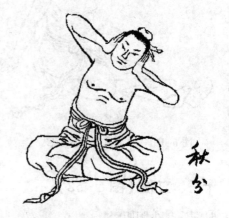

图6-156　秋分八月中导引图

36 次，吐故纳新，漱咽 3 次。

十七、寒露（图 6-157）

时配：足太阳膀胱经。

导引：每日丑寅时（1:00～5:00）。正坐，举两臂，踊身上托，左右各 15 次。叩齿 36 次，吐故纳新，漱咽 3 次。

十八、霜降（图 6-158）

时配：足太阳膀胱经。

导引：每日丑寅时（1:00～5:00）。平坐，纾两手，攀两足，以足间力纵而复收 35 次。叩齿 36 次，吐故纳新，漱咽 3 次。

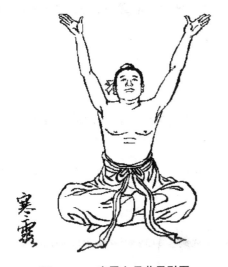

图 6-157 寒露九月节导引图

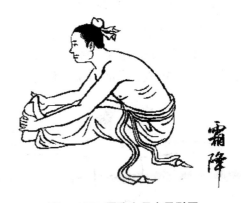

图 6-158 霜降九月中导引图

十九、立冬（图 6-159）

时配：足厥阴肝经。

导引：每日丑寅时（1:00～5:00）。正坐，一手按膝，一手挽肘，左右顾。两手左右托 15 次。叩齿 36 次，吐故纳新，漱咽 3 次。

二十、小雪（图 6-160）

时配：足厥阴肝经。

导引：每日丑寅时（1:00～5:00）。正坐，一手按膝，一手挽肘，左右争力各 15 次。叩齿 36 次，吐故纳新，漱咽 3 次。

二十一、大雪（图 6-161）

时配：足少阴肾经。

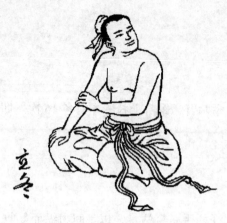

图 6-159　立冬十月节导引图

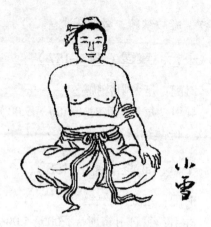

图 6-160　小雪十月中导引图

导引：每日子丑时（23:00～3:00）。两手左右托，两足左右踏，各 35 次。叩齿 36 次，吐故纳新，漱咽 3 次。

二十二、冬至（图 6-162）

时配：足少阴肾经。

导引：每日子丑时（23:00～3:00）。平坐，伸两足，拳两手，按两膝，左右极力 15 次。叩齿 36 次，吐故纳新，漱咽 3 次。

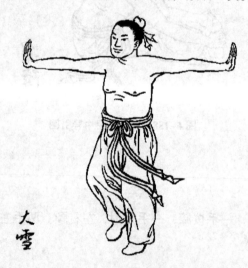

图 6-161　大雪十一月节导引图

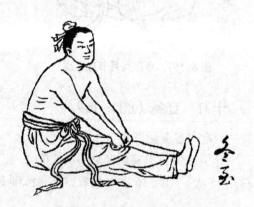

图 6-162　冬至十一月中导引图

二十三、小寒（图 6-163）

时配：足太阴脾经。

导引：每日子丑时（23:00～3:00）。正坐，一手按足，一手上托，挽首互换，极力 15 次。叩齿 36 次，吐故纳新，漱咽 3 次。

二十四、大寒（图6-164）

时配：足太阴脾经。

导引：每日子丑时（23:00～3:00）。两手向后，踞床跪坐，一足直伸，一足用力，左右各15次。叩齿36次，吐故纳新，漱咽3次。

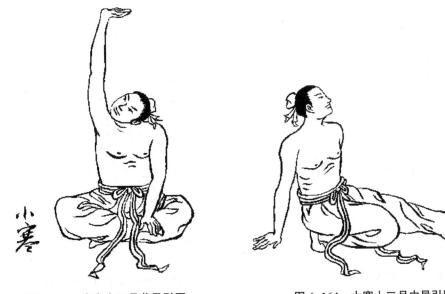

图6-163　小寒十二月节导引图　　　　图6-164　大寒十二月中导引图

第三节　八段锦导引法

一、站姿八段锦

站姿八段锦最早记载于宋代曾慥的《道枢·众妙篇》："仰掌上举以治三焦者也，左肝右肺如射雕焉。东西独托，所以安其脾胃矣。返复而顾，所以理其伤劳矣。大小朝天，所以通其五脏矣。咽津补气，左右挑其手。摆鳝之尾，所以祛心之疾矣。左右手以攀其足，所以治其腰矣。"

南宋的陈元靓在《事林广记·修真秘旨》中以"吕真人安乐法"命名并以导引口诀的形式记录："昂首仰托顺三焦，左肝右肺如射雕。东脾单托兼西胃，五劳回顾七伤调。鳝鱼摆尾通心气，两手搬脚定于腰。大小朝天安五脏，漱津咽纳指双挑。"

托名晋代许逊撰的《灵剑子引导子午记》中记载如下："仰托一度理三焦，左肝右肺如射雕。东肝单托西通肾，五劳回顾七伤调。游鱼摆尾通心脏，手攀双足理于腰。次鸣天鼓三十六，两手掩耳后头敲。"

清代《新出保身图说》以八段锦命名，并配有导引图，其导引诀及图示如下。

两手托天理三焦（图6-165），左右开弓似射雕（图6-166）。

调理脾胃须单举（图6-167），五劳七伤往后瞧（图6-168，图6-169）。
攒拳怒目增气力（图6-170），两手攀足固肾腰（图6-171，图6-172）。
摇头摆尾去心火（图6-173，图6-174），背后七颠百病消（图6-175）。

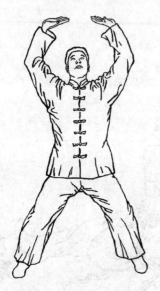

图 6-165　两手托天理三焦

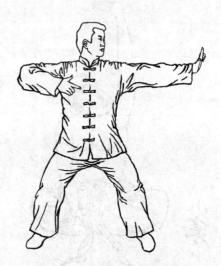

图 6-166　左右开弓似射雕

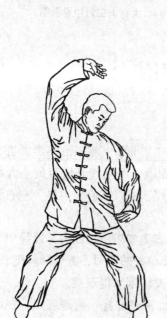

图 6-167　调理脾胃须单举

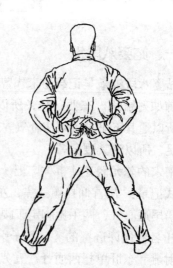

图 6-168　五劳七伤往后瞧（1）

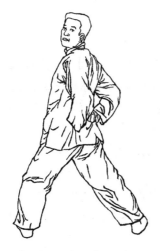

图 6-169 五劳七伤往后瞧（2）

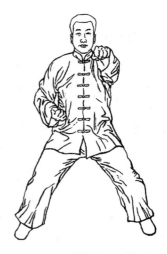

图 6-170 攒拳怒目增气力

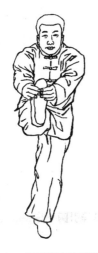

图 6-171 两手攀足固肾腰（1）

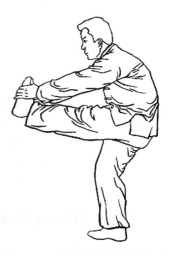

图 6-172 两手攀足固肾腰（2）

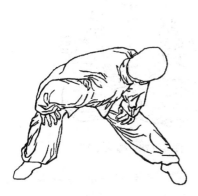

图 6-173 摇头摆尾去心火（1）

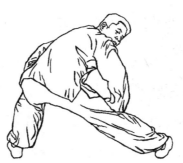

图 6-174 摇头摆尾去心火（2）

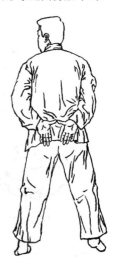

图 6-175 背后七颠百病消

二、坐姿八段锦

坐姿八段锦，其八段锦导引诀的总诀与《钟离八段锦》内容相同，宋代曾慥填了一阕《临江仙》，明代另一位养生学家周履靖将其收入《赤凤髓》，《赤凤髓》中很多内容散见于明清以后的《内外功图说辑要》等导引养生书中。坐姿八段锦的口诀为："闭目冥心坐，握固静思神。叩齿三十六，两手抱昆仑。左右鸣天鼓，二十四度闻。微摆撼天柱。赤龙搅水井，漱津三十六。神水满口匀，一口分三咽，龙行虎自奔。闭气搓手热，背后摩精门。尽此一口气，想火烧脐轮。左右辘轳转。两脚放舒伸，叉手双虚托。低头攀足频，以候逆水上。再嗽再吞津，如此三度毕。神水九次吞。咽下汩汩响，百脉自调匀。河车搬运讫，发火并身烧。邪魔不敢近，梦寐不能昏。寒暑不能入，灾病不能迷。子后午前作，造化合乾坤。循环次第转，八卦是良因。"

第一段：闭目冥心坐，握固静思神。叩齿三十六，两手抱昆仑[1]（图6-176）

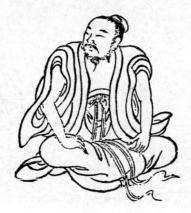

图6-176　明代高濂《遵生八笺》八段锦第一段导引图

【分解演示】

分解动作一：握固者，屈拇指，握四指，握手牢固（图6-177，图6-178）。

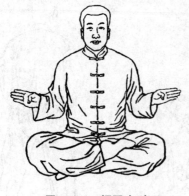

图6-177　握固（1）

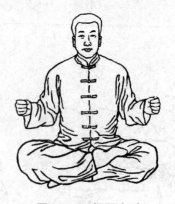

图6-178　握固（2）

---

[1]　昆仑：指两耳后，上连玉枕，通百会。实指头、脑，上丹田之异名。

分解动作二：握固，闭目，冥心，盘跌而坐（图 6-179 ）。

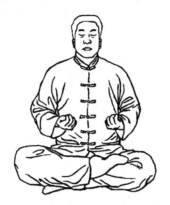

图 6-179　握固（3）

分解动作三：叩齿 36 次，即每组 9 次，做 4 组（图 6-180 ）。

叉抱两手于项后，数九息，呼吸不令耳闻（图 6-181 ）。

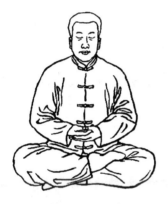

图 6-180　叩齿

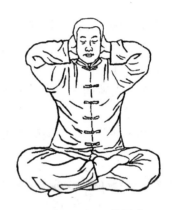

图 6-181　两手抱昆仑

注："叩齿集神"是第一段的要诀。

第二段：左右鸣天鼓，二十四度闻（图 6-182 ）

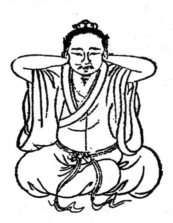

图 6-182　明代高濂《遵生八笺》八段锦第二段导引图

【分解演示】

分解动作：移两手心掩两耳，先以第二指压中指，弹击后脑，左右各 24 次（图 6-183，图 6-184，图 6-185）。

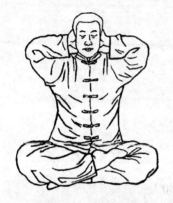
图 6-183　左右鸣天鼓

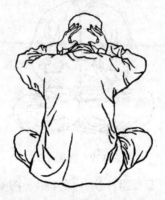
图 6-184　后身位演示（1）

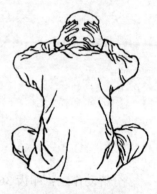
图 6-185　后身位演示（2）

注："指击后脑"是第二段的要诀。

第三段：微摆撼天柱[1]（图 6-186）

【分解演示】

分解动作：先须握固（图 6-187，图 6-188），摇头左右顾（图 6-189，图 6-190），肩膊转随动 24 次。

注："微摇天柱"是第三段的要诀。

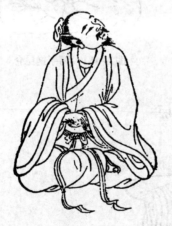
图 6-186　明代高濂《遵生八笺》八段锦第三段导引图

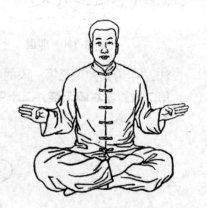
图 6-187　握固（1）

---

[1]　天柱：自上而下前三节脊柱骨，名天柱。

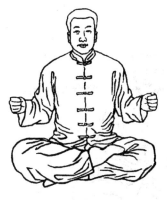
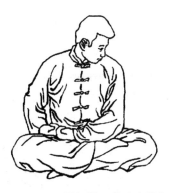
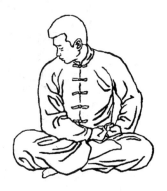

图 6-188　握固（2）　　　图 6-189　微摆撼天柱（左势）　　　图 6-190　微摆撼天柱（右势）

第四段：赤龙[1]搅水井，漱津[2]三十六。神水[3]满口匀，一口分三咽，龙行虎自奔（图 6-191）。

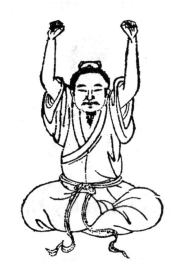

图 6-191　明代高濂《遵生八笺》八段锦第四段导引图

【分解演示】

分解动作：以舌搅口齿并左右颊，使津液生，共鼓漱 36 次（图 6-192）。

待津液满口后，将所漱津液再分 3 次咽下（图 6-193）。

注："赤龙搅海"是第四段的要诀。

---

［1］　赤龙：指舌，赤龙卷水，纳津咽气。
［2］　漱津：将舌舐上腭，久则生津液，下咽时要汩汩有声，意想灌溉五脏，咽数以多为妙。《梁丘子延年法》："常以鸡鸣时，仰卧被发，啄齿三十六通，吞津咽气，远死之道。"
［3］　神水：指口中津液。《性命圭旨》曰："闭者塞兑垂帘兼逆听，久而神水落黄庭也。"

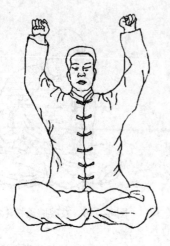

图 6-192　赤龙搅水井

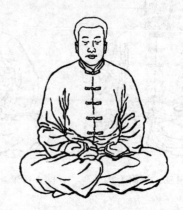

图 6-193　漱津三十六，神水满口匀

第五段：闭气[1]搓手热，背后摩精门。尽此一口气，想火烧脐轮[2]（图 6-194）

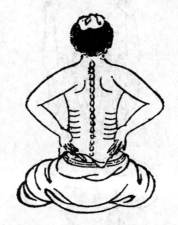

图 6-194　明代高濂《遵生八笺》八段锦第五段导引图

【分解演示】

分解动作一：以鼻引清气闭之。少顷，搓手急数令热极，鼻中徐徐乃放气出（图 6-195）。

分解动作二：精门者，腰后外肾也。合手心摩毕，收手握固（图 6-196）。

分解动作三：闭口鼻之气，想用心火下烧丹田，觉热极即用后法（图 6-197）。

注："摩运肾堂"是第五段的要诀。

[1]　闭气：练功至呼吸极微弱，若有若无谓闭气。
[2]　脐轮：即下丹田之异名。

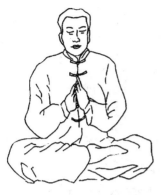 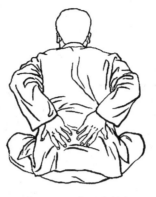 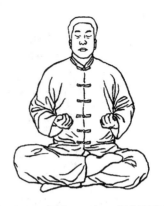

图 6-195　闭气搓手热　　　　图 6-196　背后摩精门　　　　图 6-197　尽此一口气，想火烧脐轮

第六段：左右辘轳转[1]（图 6-198）

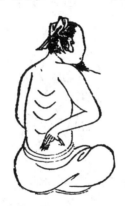

图 6-198　明代高濂《遵生八笺》八段锦第六段导引图

【分解演示】

分解动作：俯首摆撼两肩 36 次（图 6-199，图 6-200，图 6-201，图 6-202），想火至丹田透双关入脑户，鼻引清气，闭少顷间。

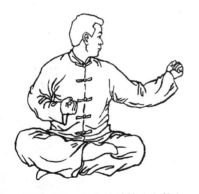 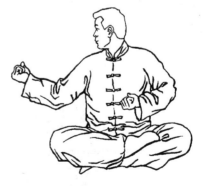

图 6-199　左右辘轳转（左势）　　　　图 6-200　左右辘轳转（右势）

[1]　辘轳转：指真气沿任督脉升降。《玄微心印》曰："阳动则运转辘轳，勿迟勿急；不动则伏气胎息，勿忘勿助。此又口诀之口诀也。"

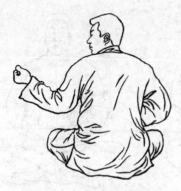

图 6-201　背部分解动作（1）

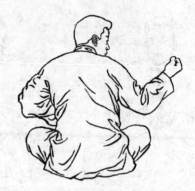

图 6-202　背部分解动作（2）

注："单关辘轳"是第六段的要诀。

第七段：两脚放舒伸，叉手双虚托（图 6-203）

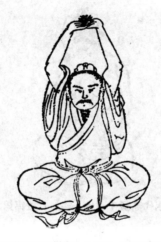

图 6-203　明代高濂《遵生八笺》八段锦第七段导引图

【分解演示】

分解动作：两脚放舒伸，即放直两足（图 6-204）。

叉手双虚托，即叉手相交，向上托空 3 次或 9 次（图 6-205）。

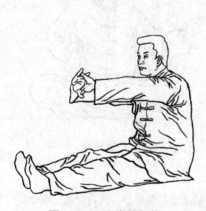

图 6-204　两脚放舒伸

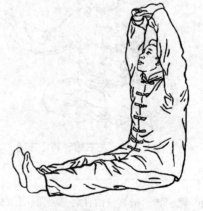

图 6-205　叉手双虚托

注："叉手按顶"是第七段的要诀。

第八段：低头攀足频，以候逆水上（图6-206）

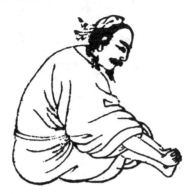

图6-206　明代高濂《遵生八笺》八段锦第八段导引图

【分解演示】

分解动作一：以两手向前攀脚心12次，乃收两足，端坐（图6-207，图6-208，图6-209）。

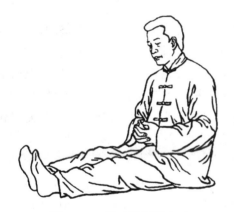

图6-207　低头攀足频（1）

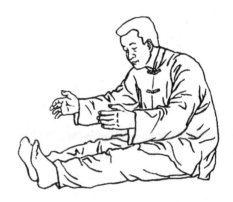

图6-208　低头攀足频（2）

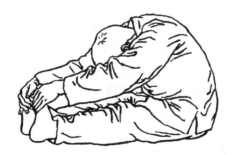

图6-209　低头攀足频（3）

注："手足钩攀"是低头攀足频的要诀。

分解动作二：喉口中津液生，如未生再用急搅取水，同前法（图6-210）。

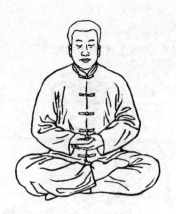

图 6-210 以候逆水上

注："推出尾间"是以候逆水上的要诀。

第四节 五禽戏导引法

五禽戏是中医导引法的经典，相传源自华佗。《后汉书·华佗传》说华佗"兼通数经，晓养性之术"，这里的"养性之术"就是指导引等锻炼方法。华佗的贡献在于他不但自身勤于实践，练习传播导引法，而且将医疗导引中的仿生动作加以整理，在《庄子》"二禽戏"（"熊经鸟伸"）的基础上创编"五禽戏"。其名称及功效据《后汉书·方术列传·华佗传》记载："吾有一术，名五禽之戏：一曰虎，二曰鹿，三曰熊，四曰猿，五曰鸟。亦以除疾，并利蹄足，以当导引。体有不快，起作一禽之戏，怡而汗出，因以著粉，身体轻便而欲食。普施行之，年九十余，耳目聪明，齿牙完坚。"据有关记载，华佗每到一地，除了给当地民众看病之外，也把五禽戏导引法教给大家，推动了导引的传播，使作为治疗技术的导引普及成为一种养生方法。

南北朝时陶弘景在《养性延命录》中记载："虎戏者，四肢距地，前三掷，却二掷，长引腰，侧脚仰天，即返距行，前、却各七过也。鹿戏者，四肢距地，引项反顾，左三右二，左右伸脚，伸缩亦三亦二也。熊戏者，正仰，以两手抱膝下，举头，左擗地七，右亦七，蹲地，以手左右托地。猿戏者，攀物自悬，伸缩身体，上下一七，以脚拘物自悬，左右七，手钩却立，按头各七。鸟戏者，双立手，翘一足，伸两臂，扬眉鼓力，各二七，坐伸脚，手挽足距各七，缩伸二臂各七也。夫五禽戏法，任力为之，以汗出为度，有汗以粉涂身，消谷食，益气力，除百病，能存行之者，必得延年。"陶弘景在该书中，不但对五禽戏的具体操作步骤进行了描绘，而且提出了五禽戏的锻炼原则——任力为之，以汗出为度。下面具体介绍《养性延命录》中的五禽戏导引诀。

一、虎戏导引法（图 6-211）

闭气低头，拳战如虎发威势，两手如提千觔铁。轻起来，莫放气，平身吞气入腹，使神气之上，而复觉得腹内如雷鸣，或五七次。如此行之，一身气脉调，精神爽，百病除。

二、鹤戏导引法（图 6-212）

闭气，如鸟飞，欲起尾闾，气朝顶，双手躬前，头腰仰起，迎舞顶。

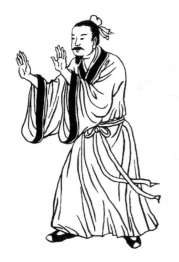

图 6-211 虎戏导引法

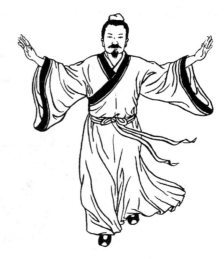

图 6-212 鹤戏导引法

三、鹿戏导引法（图 6-213）

闭气、低头、撚拳，如鹿转顾尾闾。平身缩肾，立脚尖，跳跌脚跟，连天柱动，身皆振动，或二三次。可不时作一次更妙也。

四、熊戏导引法（图 6-214）

闭气撚拳，如熊身侧起，左右摆脚，安，前投、立定，使气两肋旁，骨节皆响。能安腰力，能除腹胀，或三五次止。亦能舒筋骨，而安神养血也。

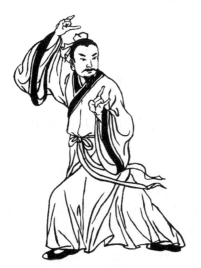

图 6-213 鹿戏导引法

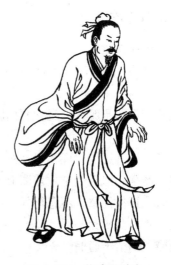

图 6-214 熊戏导引法

五、猿戏导引法（图6-215）

闭气，如猿手抱树枝，一只手如撷果，一只脚虚空握起，一只脚跟转身更换，神气连吞入腹，觉汗出方已。

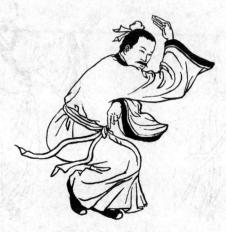

图6-215　猿戏导引法

第五节　《诸病源候论》导引方（节选）

在浩如烟海的中医古籍中，《诸病源候论》只采用养生导引法作为治疗各种疾病的手段是绝无仅有的。《诸病源候论》在病候的后面注明："其汤熨针石，别有正方；补养宜导，今附于后。"现将《诸病源候论》中之养生方导引法节选于后，其中有些地方重复出现同一导引方，这说明一方可以对治多种疾病。《诸病源候论》是集之前数千年导引按跷成就之大成，也是今日导引按跷的范本。

一、风病诸候上

1. 对治风偏枯候

养生方导引法云：正倚壁，不息行气，从头至足止，愈疽、疝、大风、偏枯、诸风痹。

又云：仰两足趾，五息止，引腰背痹，偏枯，令人耳闻声。常行，眼耳诸根，无有罣碍。

又云：以背正倚，展两足及趾，瞑心，从头上引气，想以达足之十趾及足掌心。可三七引，候掌心似受气止。盖谓上引泥丸，下达涌泉是也。

又云：正住倚壁，不息行气，从口趣令气至头始止，治疽、痹、大风、偏枯。

又云：一足踏地，足不动，一足向侧相，转身欹势，并手尽急回，左右迭互二七，去脊风冷，偏枯不通润。

2. 对治风四肢拘挛不得屈伸候

养生方导引法云：手前后递互拓，极势三七，手掌向下，头低面心，气向下至涌泉、仓门，却努一时取势，散气放纵，身气平，头动，膊前后欹侧，柔膊三七。去膊井冷血筋急，渐渐如消。

又云：两手抱左膝，伸腰，鼻纳气七息，展右足。除难屈伸拜起，胫中痛萎。

又云：两手抱右膝著膺，除下重难屈伸。

又云：踞坐，伸右脚，两手抱左膝头，伸腰，以鼻纳气，自极七息，展右足著外。除难屈伸拜起，胫中疼痹。

又云：立身，上下正直，一手上拓，仰手如似推物势，一手向下如捺物，极势，上下来去，换易四七。去膊内风，两膊井内冷血，两腋筋脉挛急。

又云：踞坐，伸左脚，两手抱右膝，伸腰，以鼻纳气，自极七息，展左足著外。除难屈伸拜起，胫中疼痹。

3. 对治风身体手足不随候

养生方导引法云：极力左右振两臀，不息九通。愈臀痛劳倦，风气不随。振两臀者，更互蹋蹃，犹言蹷。九通中间，偃伏皆为之，名虾蟆行气。久行不已，愈臀痛劳倦，风气不随，不觉痛痒，作种种形状。

又云：偃卧，合两膝，布两足，伸腰，口纳气，振腹自极七息。除壮热疼痛，两胫不随。

又云：治四肢疼闷及不随，腹内积气，床席必须平稳，正身仰卧，缓解衣带，枕高三寸，握固。握固者，以两手各自以四指把手拇指，舒臂，令去身各五寸，两脚竖趾，相去五寸。安心定意，调和气息，莫思余事，专意念气，徐徐漱醴泉。漱醴泉者，以舌舐略唇口牙齿，然后咽唾。徐徐以口吐气，鼻引气入喉。须微微缓作，不可卒急强作，待好调和，引气、吐气，勿令自闻出入之声。每引气，心心念送之，从脚趾头使气出。引气五息六息一出之为一息，一息数至十息，渐渐增益，得至百息、二百息，病即除愈。不用食生菜及鱼、肥肉。大饱食后，喜怒忧患，悉不得辄行气。惟须向晓清静时行气，大佳，能愈万病。

4. 对治风痹手足不随候

养生方导引法云：左右拱手两臂，不息九通，治臂足痛，劳倦、风痹不随。

5. 对治偏风候

养生方导引法云：一手长舒，令掌仰，一手捉颏，挽之向外，一时极势二七。左右亦然。手不动，两向侧极势，急挽之二七。去颈骨急强，头风脑旋，喉痹，膊内冷注，偏风。

又云：一足踏地，一手向后，长舒努之，一手捉涌泉急挽，足努手挽，一时极势。左右易，俱二七。治上下偏风，阴气不和。

6. 对治风不仁候

养生方导引法云：赤松子曰：偃卧，展两胫两手，足外踵，指相向，以鼻纳气，自极七息。除死肌、不仁、足寒。

又云：展两足上，除不仁、胫寒之疾也。

7. 对治风湿痹候

养生方导引法云：任臂，不息十二通。愈足湿痹不任行，腰脊痹痛。又，正卧，叠两手著背下，伸两脚，不息十二通。愈足湿痹不任行，腰脊痛痹。有偏患者，患左压右足，患右压左足。久行。手亦如足用行，满十方止。

又云：以手摩腹，从足至头，正卧，蜷臂导引，以手持引足住，任臂，闭气不息十二通。以治痹湿不可任，腰脊痛。

8. 对治风痹候

养生方导引法云：一曰以右踵拘左足拇趾，除风痹。二曰以左踵拘右足拇趾，除厥痹。三曰两手更引足跌，置膝上，除体痹。

又曰：偃卧，合两膝头，翻两足，伸腰，口纳气，振腹，自极七息。除痹痛热痛，两胫不随。

又云：踞坐，伸腰，以两手引两踵，以鼻纳气，自极七息，引两手布两膝头。除痹呕。

又云：偃卧，端展两手足臂，以鼻纳气，自极七息，摇足三十而止。除胸足寒，周身痹，厥逆。

又云：正倚壁，不息行气。从头至足止。愈大风、偏枯、诸痹。

又云：左右手夹据地，以仰引腰五息止。去痿痹，利九窍。

又云：仰两足趾，五息止，引腰背痹，偏枯，令人耳闻声。久行，眼耳诸根，无有挂碍。

又云：踞坐，伸右脚，两手抱左膝头，伸腰，以鼻纳气，自极七息。展右足著外。除难屈伸拜起，胫中疼痛痹。

又云：左右拱两臂，不息九通。治臂足痛，劳倦，风痹不随。

又云：凡人常觉脊背皆倔强而闷，不问时节，缩咽膊内，仰面努膊井向上，头左右两向挪之，左右三七，一住，待血行气动定，然始更用。初缓后急，不得先急后缓。若无病人，常欲得旦起、午时、日没三辰，如用，辰别二七。除寒热病，脊、腰、颈项痛，风痹。口内生疮，牙齿风，头眩尽除。

二、风病诸候下

1. 对治风冷候

养生方导引法云：一足踏地，足不动，一足向侧，如丁字样，转身欹势，并手尽急回，左右迭互二七。去脊风冷，偏枯不通润。

又云：蹲坐，身正头平，叉手安颏下，头不动，两肘向上振摇，上下来去七七。亦持手三七，放纵身心。去乳房风冷肿闷，鱼寸不调，日日损。

又云：坐，两足长舒，自纵身，纳气向下，使心内柔和适散，然始屈一足，安膝下，长舒一足，仰足趾向上使急，仰眠，头不至席，两手急努向前，头向上努挽，一时各各取势来去，来去二七，迭互亦然。去脚疼，腰膊冷，血冷，风痹，日日渐损。

又云：长舒足，肚腹著席，安徐看气向下，知有去处，然始著两手掌拓席，努使臂直，散脊背气向下，渐渐尽势，来去二七。除脏腑内宿冷，脉急，腰髆风冷。

又云：欲以闭气出汗，拳手，屈膝侧卧，闭气自极，欲息气定，复闭气，如此汗出乃止。复转卧，以下居上，复闭气如前，汗大出乃止。此主治身中有风寒。欲治股胫手臂痛法：屈一胫一臂，伸所病者，正偃卧，以鼻引气，令腹满，以意推之，想气行至上，温热，即愈。

又云：肚腹著席，长舒一足，向后急努足趾，一手舒向前尽势，将一手向背上挽足倒急势，头仰蹙背，使急。先用手足斜长舒者，两向自相挽急，始屈手足共头，一时取势。常记动手足，先后交番，上下来去二七，左右亦然。去背项腰膝髆并风冷疼闷，脊里倔强。

又云：坐正，两手向后捉腕，反向拓席，尽势，使腹弦弦上下七，左右换手亦然。损腹肚冷风宿气积，胃口冷，食饮进退，吐逆不下。

又云：凡学将息人，先须正坐，并膝头、足。初坐，先足趾相对，足跟外扒。坐上，欲安稳，须两足跟向内相对，足趾外扒，坐上。觉闷痛，渐渐举身似款便，坐上。待共内坐相似不痛，始双竖足跟向上，坐上，足趾并反向外。每坐常学。去膀胱内冷，膝冷，两足冷疼，上气，腰痛，尽自消适。

又云：长舒一足，一脚屈，两手挽膝三里，努膝向前，身却挽，一时取势，气内散消，如似骨解。迭互换足，各别三七，渐渐去髆脊冷风冷血，筋急。

又云：两手向后，倒挽两足，极势。头仰，足趾向外努之，缓急来去七，始手向前直舒，足自摇，膝不动，手足各二七。去脊腰闷风冷。

又云：身平正，舒两手向后，极势。屈肘向后空捺，四七。转腰，垂手向下，手掌四面转之。去臂内筋急。

又云：两手长舒，令掌向下，手高举与髆齐，极势，使髆闷痛，然始上下摇之二七。手下至髀还，上下缓急。轻手前后散振，双手前拓，努手合掌向下，七。去髆内风冷疼，日消散。

又云：手掌倒拓两髆井前，极势，上下傍两腋，急努振摇，来去三七，竟。手不移处，努两肘向上，急势，上下振摇二七，欲得拳两手七，因相将三七。去项髆筋脉急劳。一手屈拳向后，一手捉肘头，向内挽之，上下一时尽势。屈手散放，舒指三，方转手，皆极势四七。调肘髆骨筋急强。两手拓，向上极势，上下来去三七，手不动，时两肘而上，极势七。不动手肘臂，侧身极势，左右髆三七。去颈骨冷气风急。前一十二件有此法，能使气人行之，须在疾中可量。

2. 对治风气候

养生方导引法云：一手前拓使急，一手发乳房，向后急挽之，不得努用力气，心开下散，迭互相换手，三七，始将两手攀膝头，急捉，身向后极势，三七。去腕闷疼，风府、云门气散。

3. 对治头面风候

养生方导引法云：一手拓颐，向上极势，一手向后长舒急努，四方显手掌，一时俱极势，四七。左右换手皆然。拓颐，手两向共头歃侧，转身二七。去臂膊风，头风，眠睡。

又云：解发，东向坐，握固不息一通，举手左右导引，手掩两耳，以手复捋头五，通脉也。治头风，令发不白。

又云：端坐伸腰，左右倾侧，闭目，以鼻纳气，自极七息止。除头风。

又云：头痛，以鼻内，徐吐出气，三十过休。

又云：抱两膝，自弃于地，不息八通。治胸中上至头诸病，耳目鼻喉痛。

又云：欲治头痛，偃卧，闭气，令鼻极乃息，汗出乃止。

又云：叉两手头后，极势，振摇二七，手掌翻覆安之，二七，头欲得向后仰之，一时一势，欲得歃斜四角，急挽之，三七。去头腋膊肘风。

4. 对治风头眩候

养生方导引法云：以两手拘右膝，著膺，除风眩。

又云：以两手承辘轳倒悬，令脚反在其上元。愈头眩风癫。坐地，舒两脚，以绳绊之，大绳绊讫，拖辘轳上来下去，以两手挽绳，使脚上头下，使离地，自极十二通。愈头眩风癫。久行，身卧空中，而不堕落。

又云：一手长舒，令掌仰，一手捉颐，挽之向外。一时极势，二七，左右亦然。手不动，两向侧，极势，急挽之二七。去颈骨急强，头风脑旋，喉痹，膊内冷注，偏风。

又云：凡人常觉脊背倔强，不问时节，缩咽膊内，仰面努膊井向上，头左右两向挪之，左右三七，一住，待血行气动住，然始更用，初缓后急，不得先急后缓。若无病人，常欲得旦起、午时、日没三辰，如用，辰别二七。除寒热病，脊、腰、颈项痛，风痹，口内生疮，牙齿风，颈眩，众病尽除。

又云：坐地，交叉两脚，以两手从曲脚中人，低头，叉于项上。治久寒不能自温，耳不闻声。

又云：脚著项上，不息十二通，愈大寒不觉暖热，久顽冷患，耳聋目眩病。久行即成法，法身五六，不能变也。

又云：低头，不息六通。治耳聋，目癫眩，咽喉不利。

又云：伏前，侧牢，不息六通，愈耳聋目眩。随左右聋伏，并两膝，耳著地，牢，强意多用力至大极，愈耳聋目眩病。久行不已，耳闻十方，亦能倒头则不眩也。八件有此术，亦在病疾难为。

5. 对治风癫候

养生方导引法云：还向反望，不息七通。治咳逆，胸中病，寒热，癫疾，喉不利，咽干咽塞。

又云：以两手承辘轳倒悬，令脚反在上元。愈头眩风癫。坐地，舒两脚，以绳绊之，以大绳绊讫，拖辘轳上来下去，以两手挽绳，使脚上头下，使离地，自极十二通。愈头眩风癫。久行，身卧空中，而不堕落。

6. 对治风邪候

养生方导引法云：脾主土，土暖如人肉，始得发汗，去风冷邪气。若腹内有气胀，先须暖足，摩脐上下并气海，不限遍数，多为佳。如得左回右转，三七，和气如用，要用身内一百一十三法，回转三百六十骨节，动脉摇筋，气血布泽，二十四气和润，脏腑均调。和气在用，头动转摇振，手气向上，心气则下，分明知去知来。莫问平手、歃腰，转身、摩气，屈蹙回动尽，心气放散，送至涌泉，一一不失气之行度，用之有益，不解用者，疑如气乱。

三、虚劳病诸候上

1. 对治虚劳候

养生方导引法云：两手拓两颊，手不动，搂肘使急，腰内亦然，住定，放两肋头向外，肘膊腰气散，尽势，大闷始起，来去七通。去肘臂劳。

又云：两手抱两乳，急努，前后振摇，极势二七。手不动，摇两肘头上下来去三七。去两肘内劳损，散心向下，众血脉遍身流布，无有壅滞。

又云：两足跟相对，坐上，两足趾向外扒；两膝头拄席，两向外扒使急，始长舒两手，两向取势，一一皆急三七。去五劳，腰脊膝疼，伤冷脾痹。

又云：跪一足，坐上，两手髀内卷足，努踹向下，身外扒，一时取势，向心来去二七。左右亦然。去五劳，足臂疼闷，膝冷阴冷。

又云：坐抱两膝，下去三里二寸，急抱向身极势，足两向身，起，欲似胡床，住势，还坐。上下来去三七。去腰、足、臂内虚劳，膀胱冷。

又云：外转两脚，平踏而坐，意努动膝节，令骨中鼓，挽向外十度，非转也。

又云：两足相踏，向阴端急蹙，将两手捧膝头，两向极势，捺之二七，竟，身侧两向取势二七，前后努腰七。去心劳，痔病，膝冷。调和未损尽时，须言语不瞋喜，偏跚，两手抱膝头，努膝向外，身手膝各两向极势，挽之三七，左右亦然。头须左右仰扒。去背急臂劳。

又云：两足相踏，令足掌合也，蹙足极势。两手长舒，掌相向脑项之后，兼至膊，相挽向头膊，手向席，来去七。仰手七，合手七。始两手角上极势，腰正，足不动。去五劳七伤，脐下冷暖不和。数用之，常和调适。

又云：一足踏地，一足屈膝，两手抱犊鼻下，急挽向身极势。左右换易四七。去五劳，三里气不下。

又云：蛇行气，曲卧，以正身复起，踞。闭目随气所在，不息。少食裁通肠，服气为食，以舐为浆，春出冬藏，不财不养。以治五劳七伤。

又云：虾蟆行气，正坐，动摇两臂，不息十二通。以治五劳、七伤、水肿之病也。

又云：外转两足，十遍引，去心腹诸劳。内转两足，十遍引，去心五息止。去身一切诸劳疾疹。

2. 对治虚劳寒冷候

养生方导引法云：坐地交叉两脚，以两手从曲脚中入，低头，叉手项上。治久寒不能自温，耳不闻声。

3. 虚劳少气候

养生方导引法云：人能终日不唾，恒含枣核而咽之，受气生津，此大要也。

4. 对治虚劳体痛候

养生方导引法云：双手舒指向上，手掌从面向南，四方回之，屈肘上下尽势四七，始放手向下垂之，向后双振，轻散气二七，上下动两膊二七。去身内、臂、肋疼闷。渐用之，则永除。

又云：大踑坐，以两手捉足五指，自极，低头不息九通。治颈、脊、腰、脚痛，劳疾。

又云：偃卧，展两足趾右向，直两手身旁，鼻纳气七息。除骨痛。

又云：端坐，伸腰，举右手，仰其掌，却左臂，覆左手。以鼻纳气，自极七息，息间，稍顿左手。除两臂、背痛。

又云：胡跪，身向下，头去地五寸，始举头，面向上，将两手一时抽出，先左手向身前长舒，一手向身后长舒，前后极势二七。左右亦然。去臂、骨、脊、筋阴阳不合，痛闷疼痛。

又云：坐一足上，一足横铺安膝下押之，一手捺上膝向下，急，一手反向取势长舒，头仰向前，共两手一时取势，捺摇二七。左右迭互亦然。去脾、胸、项、腋脉血迟涩，挛痛闷疼。双足互跪安稳，始抽一足向前，极势，头面过前两足趾，上下来去三七。左右换足亦然。去臂、腰、背、髀、膝内疼闷不和，五脏六腑，气津调适。一足屈如向前，使膀胱著膝上，一足舒向后，尽势，足趾急努，两手向后，形状欲似飞仙虚空，头昂，一时取势二七，足左右换易一过。去遍身不和。

又云：长舒两足，足趾努向上，两手长舒，手掌相向，手指直舒，仰头努脊，一时极势，满三通。动足相去一尺，手不移处，于掌向外七通。须臾，动足二尺，手向下拓席，极势三通。去遍身内筋节劳虚，骨髓疼闷。长舒两手，向身用上，两手捉两足趾急搦心，不用力，心气并在足下，手足一时努纵，极势三七。去踹、臂、腰疼，解溪蹙气，日日渐损。

5. 对治虚劳口干燥候

养生方导引法云：东向坐，仰头不息五通，以舌撩口中，漱满二七，咽。愈口干。若引肾水，发醴泉，来至咽喉。醴泉甘美，能除口苦，恒香洁，食甘味和正。久行不已，味如甘露，无有饥渴。

又云：东向坐，仰头不息五通，以舌撩口，漱满二七，咽。治口苦干燥。

四、虚劳病诸候下

1. 对治虚劳膝冷候

养生方导引法云：两手反向拓席，一足跪，坐上，一足屈如，仰面，看气道众处散适，极势振之四七。左右亦然。始两足向前双踏，极势振之二七。去胸腹病，膝冷脐闷。

又云：互跪，调和心气，向下至足，意想气索索然，流布得所，始渐渐平身，舒手傍肋，如似手掌纳气出气不止，面觉急闷，即起背至地，来去二七。微减去膝头冷，膀胱宿病，腰脊强，脐下冷闷。

又云：舒两足坐，散气向涌泉，可三通，气彻到，始收右足屈卷，将两手急捉脚涌泉，挽，足踏手，挽，一时取势。手足用力，送气向下，三七，不失气之行。数寻，去肾内冷气，膝冷脚疼。

又云：跪一足，坐上，两手髀内卷足，努踹向下，身外扒，一时取势，向心来去二七。左右亦然。去痔，五劳，足臂疼闷，膝冷阴冷。

又云：卧展两胫，足十指相拄，伸两手身旁，鼻纳气七息。除两胫冷，腿骨中痛。

又云：偃卧，展两胫两手，足外踵，指相向，以鼻纳气，自极七息。除两膝寒，胫骨疼，转筋。

又云：两足趾向下拄席，两涌泉相拓，坐两足跟头，两膝头外扒，手身前向下，尽势，七通。去劳损阴疼，膝冷，脾瘦，肾干。

又云：两手抱两膝，极势，来去摇之七七，仰头向后。去膝冷。

又云：偃卧，展两胫，两足趾左向，直两手身旁，鼻纳气七息。除死肌及胫寒。

又云：立，两手搦腰遍，使身正，放纵，气下使得所，前后振摇七七，足并头两向，振摇二七，头上下摇之七，缩咽举两膊，仰柔脊，冷气散，令脏腑气向涌泉通彻。

又云：互跪，两手向后，手掌合地，出气向下。始，渐渐向下，觉腰脊大闷，还上，来去二七。身正，左右散气，转腰三七。去脐下冷闷，膝头冷，解溪内病。

2. 对治虚劳阴痛候

养生方导引法云：两足趾向下拄席，两涌泉相拓，坐两足跟头，两膝头外扒，手身前向下，尽势七通。去劳损，阴痛，膝冷。

3. 对治风虚劳候

养生方导引法云：屈一足，指向地努之，使急，一手倒挽足解溪向心，极势，腰、足解溪、头如似骨解，气散，一手向后拓席，一时尽势三七。左右换手亦然，去手足腰膊风热急闷。

又云：仰头却背，一时极势，手向下至膝头，直腰，面身正，还上，来去三七。始正身，纵手向下，左右动腰二七，上下挽背脊七。渐去背脊、臂膊、腰冷不和。头向下努，手长舒向背上高举，手向上，共头，渐渐五寸，一时极势，手还收向心前、向背后，去来和谐，气共力调，不欲气强于力，不欲力强于气，二七。去胸背前后筋脉不和，气血不调。

又云：伸左胫，屈右膝内压之，五息止。引肺气，去风虚，令人目明。依经为之，引肺中气，去风虚病，令人目明，夜中见色，与昼无异。

五、腰背诸病

1. 腰痛候

养生方导引法云：一手向上极势，手掌四方转回，一手向下努之，合手掌努指，侧身欹形，转身向似看，手掌向上，心气向下，散适，知气下缘上，始极势，左右上下四七亦然。去膊井、肋、腰、脊疼闷。

又云：互跪，长伸两手，拓席向前，待腰脊须转，遍身骨解气散，长引腰极势，然始却跪使急，如似脊内冷气出许，令臂膊痛，痛欲似闷痛，还坐，来去二七。去五脏不和，背痛闷。

又云：凡人常觉脊强，不问时节，缩咽膊内，仰面努膊井向上也。头左右两向捌之，左右三七，一住，待血行气动定，然始更用，初缓后急，不得先急后缓。若无病人，常欲得旦起、午时、日没三辰如用，辰别三七。除寒热，脊、腰、颈痛。

又云：长舒两足，足趾努向上，两手长舒，手掌相向，手指直舒，仰头努脊，一时极势，满三通。动足相去一尺，手不移处，手掌向外七通。更动足二尺，手向下拓席，极势，三通。去遍身内筋脉虚劳，骨髓痛闷。长舒两足，向身角上，两手捉两足提急搦，心不用力，心气并在足下，手足一时努纵，极势三七。去踹、臂、腰疼，解溪蹙气，日日渐损。

又云：凡学将息人，先须正坐，并膝头足。初坐，先足趾指向对，足跟外扒，坐上少欲安稳，须两足跟向内相对，坐上，足趾外扒，觉闷痛，渐渐举身似款便，坐足上，待共坐相似，不痛，始双竖足跟向上，坐上足趾并反而向外。每坐常学，去膀胱内冷、面冷风、膝冷、足疼、上气、腰痛，尽自消适也。

2. 对治腰痛不得俯仰候

养生方导引法云：伸两足，两手指着足五指上。愈腰折不能低著，唾血、久疼愈。

又云：长伸两脚，以两手捉五指七遍。愈折腰不能低仰也。

3. 对治胁痛候

养生方导引法云：卒左胁痛，念肝为青龙，左目中魂神，将五营兵，千乘万骑，从甲寅直符吏，人左胁下取病去。

又云：右胁痛，念肺为白虎，右目中魄神，将五营兵，千乘万骑，从甲申直符吏，入右胁下取病去。

胁侧卧，伸臂直脚，以鼻纳气，以口出之，除胁皮肤痛，七息止。

又云：端坐伸腰，右顾视目，口纳气，咽之三十。除左胁痛，开目。

又云：举手交项上，相握，自极。治胁下痛。坐地，交两手著不周遍握，当挽。久行，实身如金刚，令息调长，如风云，如雷。

六、消渴病诸候

对治消渴候

养生法云：入睡卧，勿张口，久成消渴及失血色。

养生方导引法赤松子云：卧，闭目，不息十二通，治饮食不消。

法云：解衣惔卧，伸腰瞋少腹，五息止。引肾气，去消渴，利阴阳。解衣者，使无挂碍。惔卧者，无外想，使气易行。伸腰者，使肾无逼蹙。瞋者，大努。使气满少腹者，即摄腹牵气使上，息即为之。引肾者，引水来咽喉，润上部，去消渴枯槁病。利阴阳者，饶气力也。此中数虚，要与时节而为避，初食后，大饥时，此二时不得导引，伤人。亦避恶日，时节不和时亦避。导已，先行一百二十步，多者千步，然后食之。法不使大冷大热，五味调和。陈秽宿食，虫蝎余残，不得食。少眇著口中，数嚼少渧咽。食已，亦勿眠。此名谷药，并与气和，即真良药。

七、伤寒病诸候

对治伤寒候

养生方导引法云：端坐伸腰，徐徐以鼻纳气，以右手持鼻，徐徐闭目吐气。治伤寒头痛洗洗，皆当以汗出为度。

又云：举左手，顿左足，仰掌，鼻纳气四十息止。除身热背痛。

八、时气病诸候

对治时气候

养生方导引法云：清旦初起，以左右手交互从头上挽两耳，举，又引鬓发，即面气流通，令头不白，耳不聋。

又，摩手掌令热，以摩面，从上下二七止。去肝气，令面有光。

又，摩手令热，摩身体从上至下，名曰干浴。令人胜风寒时气，寒热头痛，百病皆愈。

九、温病诸候

对治温病候

养生方导引法云：常以鸡鸣时，存心念四海神名三遍，辟百邪止鬼，令人不病。

东海神名阿明。南海神名祝融。西海神名巨乘。北海神名禺强。

又云：存念心气赤，肝气青，肺气白，脾气黄，肾气黑，出周其身，又兼辟邪鬼。欲辟却众邪百鬼，常存心为炎火如斗，煌煌光明，则百邪不敢干之。可以入温疫之中。

十、黄病诸候

1. 对治病热候

养生方导引法云：偃卧，合两膝，布两足而伸腰，口纳气，振腹七息。除壮热疼痛，通两胫不随。

又云：覆卧去枕，立两足，以鼻纳气四十所，复以鼻出之。极令微气入鼻中，勿令鼻知。除身中热、背痛。

又云：两手却据，仰头向日，以口纳气，因而咽之数十。除热、身中伤、死肌。

2. 对治冷病候

养生方导引法云：一足向下踏地，一足长舒向前，极势，手掌四方取势，左右换易四七。去肠冷、腰脊急闷、骨疼，令使血气上下布润。

又云：两足相合，两手仰捉两脚，向上急挽，头向后振，极势三七。欲得努足，手两向舒张，身手足极势二七。去窍中生百病，下部虚冷。

又云：叉跌，两手反向拓席，渐渐向后，努脐腹向前散气。待火急还放，来去二七。去脐下冷、脚疼、五脏六腑不和。

又云：两手向后拓腰，蹙膊极势，左右转身来去三七。去腹肚脐冷、两膊急、胸腋不和。

又云：互跪，两手向后，手掌合地，出气向下。始渐渐向下，觉腰脊大闷，来去二七。身正，左右散气，转腰三七。去脐下冷闷，解溪内疼痛。

3. 对治寒热厥候

养生方导引法云：正偃卧，展两足，鼻纳气自极，摇足三十过止。除足寒厥逆也。

十一、气病诸候

1. 对治上气候

养生方导引法云：两手向后，合手拓腰向上，急势，振摇臂肘，来去七始得。手不移，直向上向下，尽势，来去二七，去脊、心、肺气，壅闷散消。正坐，并膝头、足。初坐，先足趾相对，足跟外扒。坐上少欲安稳，须两足跟向内相对坐，足趾外扒，觉闷痛，渐渐举身似款，便坐足上。待共内坐相似不痛，始双竖脚跟向上。坐上，足趾并反向外。每坐常觉。去膀胱内冷、膝风冷、足疼、上气、腰痛，尽自消适也。

又云：两足两指相向，五息，正引心肺，去厥逆上气。极用力，令两足相向，意止引肺中气出，病人行，肺内外展转屈伸，随适，无有违逆。

2. 对治卒上气候

养生方导引法云：两手交叉颐下，自极，致补气，治暴气咳。以两手交颐下，各把两颐脉，以颐句交中，急牵来著喉骨，自极三通，致补气充足，治暴气上气、泻喉等病，令气调长，音声弘亮。

3. 对治结气候

养生方导引法云：坐，伸腰，举左手，仰其掌，却右臂，覆右手，以鼻纳气，自极七息，息间，稍顿右手。除两臂背痛、结气。

又云：端坐，伸腰，举左手，仰掌，以右手承右胁，以鼻纳气，自极七息。除结气。

又云：两手拓肘头，挂席，努肚上极势，待大闷始下，来去上下五七。去脊背体内疼，骨节急强，肚肠宿气。行忌太饱，不得用肚编也。

4. 对治逆气候

养生方导引法云：以左足踵拘右足拇指，鼻纳气，自极七息。除痞、逆气。

十二、脚气病诸候

对治脚气缓弱候

养生方导引法云：坐，两足长舒，自纵身，纳气向下，使心内柔和适散。然后屈一足，安膝下，努长舒一足，仰取指向上使急，仰眠，头不至席，两手急努向前，头向上努挽。一时各各取势，来去二七，递互亦然。去脚疼、腰膊冷、血冷、风痹，日日渐损。

又云：覆卧，旁视，立两踵，伸腰，以鼻纳气，自极七息。除脚中弦痛、转筋、脚酸疼、脚痹弱。

又云：舒两足坐，散气向涌泉，可三通。气彻到，始收右足屈卷，将两手急捉脚涌泉，挽。足踏手挽，一时取势，手足用力，逆气向下，三七，不失气，数寻。去臀内冷气、膝冷、脚疼也。

又云：一足屈之，足趾仰使急，一足安膝头，散心，两足跟出气向下。一手拓膝头向下急捺，一手向后拓席，一时极势。左右亦然，二七。去膝髀疼急。

又云：一足踏地，一足向后，将足解溪安端上。急努两手，偏相向后，侧身如转，极势二七，左右亦然。去足疼痛、痹急、腰痛也。

十三、咳嗽病诸候

1. 对治咳逆候

养生方导引法云：先以鼻纳气，乃闭口咳，还复以鼻纳气，咳则愈。向晨，去枕正偃卧，伸臂胫，瞑目，闭口无息，极胀腹两足再息。顷间，吸腹，仰两足倍拳，欲自微息定，复为之。春三，夏五，秋七，冬九。荡涤五脏，津润六腑。又云：还向反望、倒望，不息七通。治咳逆、胸中病、寒热也。

2. 对治诸淋候

养生方导引法云：偃卧，令两足布膝头，邪踵置尻，口纳气，振腹，鼻出气。去淋、数小便。

又云：蹲踞，高一尺许，以两手从外屈膝内入，至足跌上，急手握足五指，极力一通，令内曲入。利腰髋，治淋。

3. 对治石淋候

养生方导引法云：偃卧，令两足布膝头，邪踵置尻，口纳气，振腹，鼻出气。去石淋、茎中痛。

4. 对治气淋候

养生方导引法云：以两足踵布膝，除癃。

又云：偃卧，令两手布膝头，取踵置尻下，以口纳气，腹胀自极，以鼻出气七息。除气癃、数小便、茎中痛、阴以下湿、小腹痛、膝不随也。

5. 对治遗尿候

养生方导引法云：蹲踞，高一尺许，以两手从外屈膝至足跌上，急手握足五指，极力一通，令内曲人。利腰髋，治遗尿。

6. 对治大便难候

养生方导引法云：偃卧，直两手，捻左右胁。除大便难，腹痛，腹中寒。口纳气，鼻出气，温气咽之数十。病愈。

7. 对治大便不通候

养生方导引法云：龟行气，伏衣被中，覆口鼻头面，正卧，不息九通，微鼻出气。

治闭塞不通。

8. 对治大小便难候

养生方导引法云：正坐，以两手交背后，名曰带便。愈不能大便，利腹，愈虚羸。反叉两手着背上，推上使当心许，箕坐，反到九通。愈不能大小便，利腹，愈虚羸也。

十四、五脏六腑病诸候

1. 对治心病候

养生方导引法云：心脏病者，体有冷热。若冷，呼气出。若热，吹气出。

又云：左胁侧卧，口纳气，申臂直脚，以鼻出之。周而复始，除心下不便也。

2. 对治肺病候

养生方导引法云：肺脏病者，体胸背痛满，四肢烦闷，用嘘气出。

又云：以两手据地覆之，口纳气，鼻出之，除胸中、肺中病也。

3. 对治肾病候

养生方导引法云：肾脏病者，咽喉窒塞，腹满耳聋，用呬气出。

又云：两足交坐，两手捉两足解溪，挽之，极势，头仰，来去七。去肾气壅塞。

4. 对治膀胱病候

养生方导引法云：蹲坐，欹身，弩两手向前，仰掌，极势，左右转身腰三七。去膀胱内冷血风、骨节急强。

又云：互跪，调和心气，向下至足，意里想气索索然，流布得所，始渐渐平身，舒手傍肋，如似手掌纳气出气不止，面觉急闷，即起。脊至地，来去二七。微减膝头冷，膀胱宿病，腰脊强，脐下冷闷。

5. 对治五脏横病候

养生方导引法云：从膝以下有病，当思脐下有赤光，内外连没身也。从膝以上至腰有病，当思脾黄光。从腰以上至头有病，当思心内赤光。病在皮肤寒热者，当思肝内青绿光。皆当思其光，内外连而没己身，闭气，收光以照之。此消疾却邪甚验。笃信，精思行之，病无不愈。

十五、心痛病诸候

1. 对治腹痛候

养生方导引法云：治股、胫、手臂痛法：屈一胫、臂中所痛者，正偃卧，口鼻闭气。腹痛，以意推之，想气往至痛上，俱热，即愈。

又云：偃卧，展两胫、两手，仰足趾，以鼻纳气，自极七息。除腹中弦急切痛。

又云：正偃卧，以口徐徐纳气，以鼻出之。除里咽气数十，令温中。若寒气者，使人干呕腹痛。口纳气七十所，大振腹，咽气数十，两手相摩，令热，以摩复，令气下。

又云：偃卧，仰两足、两手，鼻纳气七息。除腹中弦切痛。

2. 对治腹胀候

养生方导引法云：蹲坐，住心，卷两手，发心向下，左右手摇臂，递互欹身，尽膊势，卷头筑肚，两手冲脉至脐下，来去三七。渐去腹胀肚急闷，食不消化。

又云：腹中苦胀，有寒，以口呼出气，三十过止。

又云：若腹中满，食饮苦饱，端坐伸腰，以口纳气数十，满吐之，以便为故，不便复为之。有寒气，腹中不安，亦行之。

又云：端坐，伸腰，口纳气数十。除腹满，食饮过饱，寒热，腹中痛病。

又云：两手向身侧一向，偏相极势，发顶足，气散下，欲似烂物解散。手掌指直舒，左右相皆然，去来三七。始正身，前后转动膊腰七。去腹肚胀，膀胱、腰、脊、臂冷，血脉急强，悸也。

又云：苦腹内满，饮食善饱，端坐伸腰，以口纳气数十，以便为故，不便复为。

又云：脾主土，暖如人肉，始得发汗，去风冷邪气。若腹内有气胀，先须暖足，摩脐上下并气海，不限遍数，多为佳。始得左回右转三七。和气如用，要用身内一百一十三法，回转三百六十骨节，动脉摇筋，气血布泽，二十四气和润，脏腑均调。和气在用。头动摇振，手气向上，心气向下，分明知去来。莫问平手、欹腰、转身、摩气、屈蹙回动，尽，心气放散，送至涌泉，一一不失气之行度。用之有益，不解用者，疑如气乱。

3. 对治心腹痛候

养生方导引法云：行大道，常度日月星辰，清净以鸡鸣，安身卧，漱口三咽之。调五脏，杀蛊虫，治心腹痛，令人长生。

4. 对治心腹胀候

养生方导引法云：伸右胫，屈左膝，内压之，五息。引脾，去心腹寒热，胸臆邪胀。依经为之，引脾中热气出，去心腹中寒热，胸臆中邪气胀满。久行，无有寒热、时节之所中伤，名为真人之方。

十六、痢病诸候

对治冷热痢候

养生方导引法云：泄下有寒者，微引气，以息内腹，徐吹息。以鼻引气，气足复前即愈。其有热者，微呼以去之。

十七、湿䘌虫病诸候

对治三虫候

养生方导引法云：以两手著头相叉，长引气，即吐之。坐地，缓舒两脚，以两手从外抱膝中，疾低头，入两膝间，两手交叉头上，十二通，愈三虫也。

又云：叩齿二七过，辄咽气二七过，如此三百通乃止。为之二十日，邪气悉去。六十日，小病愈。百日，大病除，三虫、伏尸皆去，面体光泽也。

十八、积聚病诸候

对治积聚候

养生方导引法云：以左足践右足上，除心下积。

又云：病心下积聚，端坐伸腰，向日仰头，徐以口纳气，因而咽之，三十过而止，开目作。

又云：左胁侧卧，伸臂直脚，以口纳气，鼻吐之，通而复始。除积聚，心下不便。

又云：以左手按右胁，举右手极形。除积及老血。

又云：闭口微息，正坐向王气，张鼻取气，逼置脐下，小口微出气，十二通。以除结聚。低头不息十二通，以消饮食，令身轻强。行之冬月，令人不寒。

又云：端坐伸腰，直上，展两臂，仰两手掌，以鼻纳气闭之，自极七息，名曰蜀王乔。除胁下积聚。

又云：向晨去枕，正偃卧，伸臂胫，瞑目，闭口不息，极张腹、两足，再息，顷间吸腹仰两足，倍拳，欲自微息定，复为之，春三、夏五、秋七、冬九。荡涤五脏，津润六腑，所病皆愈。腹有疾积聚者，张吸其腹，热乃止，癥瘕散破，即愈矣。

十九、疝病诸候

1. 对治寒疝候

养生方导引法云：蹲踞，以两手举足，蹲极横。治气冲肿痛，寒疝入上下。

致肾气法：蹲踞，以两手捉趾令离地，低跟极横挽，自然一通，愈荣卫中痛。

2. 对治疝瘕候

养生方导引法云：挽两足趾，五息止，引腹中气。去疝瘕，利孔窍。

又云：坐，舒两脚，以两手捉大拇指，使足上头下，极挽，五息止，引腹牵气，遍行身体。去疝瘕病，利诸孔窍，往来易行。久行精爽，聪明修长。

3. 对治痰饮候

养生方导引法云：左右侧卧，不息十二通。治痰饮不消。右有饮病，右侧卧。左有饮病，左侧卧。又有不消，以气排之，左右各十有二息。治痰饮也。

4. 对治诸饮候

养生方导引法云：行左之、右之侧卧，闭目，气不息十二通，治诸饮不消。右有饮病，右不息，排下消之。

又云：鹜行气，低头倚壁，不息十二通，以意排之，痰饮宿食从下部出，自愈。鹜行气者，身直颈曲，排气下行而一通，愈宿食。久行自然能出，不须孔塞也。

5. 对治癖候

养生方导上法云：举两膝，夹两颊边，两手据地蹲坐，故久行之，愈伏梁。伏梁者，宿食不消成癖，腹中如杯如盘。宿痛者，宿水宿气癖数生痛。久行，肠化为筋，骨变为实。

6. 对治诸痃候

养生方导引法云：正坐努腰，胸仰举头，将两手指相对，向前捺席使急，身如共头胸向下，欲至席还起，上下来去二七。去胸肋痃，脏冷，臑疼闷，腰脊闷也。

二十、脾胃病诸候

1. 对治脾胃气不和不能饮食候

养生方导引法云：歆身，两手一向偏侧，急努身舒头，共手竞扒相牵，渐渐一时尽势。气共力皆和，来去左右亦然，各三七。项前后两角缓舒手，如是似向外扒，放纵身心，摇三七，递互亦然。去太仓不和，臂腰虚闷也。

2. 对治呕吐候

养生方导引法云：正坐，两手向后捉腕，反向拓席，尽势，使腹弦弦，上下七，左右换手亦然。除腹肚冷风，宿气积，胃口冷，食饮进退，吐逆不下。

又云：偃卧，展两胫两手，左右跷两足踵，以鼻纳气，自极七息。除腹中病，食苦呕。

又云：坐，直舒两脚，以两手挽两足，自极十二通。愈肠胃不能受食，吐逆。以两手直叉两脚底，两脚痛，舒。以头枕膝上，自极十二通。愈肠胃不能受食，吐逆。以两手直叉两脚底，两脚痛舒，以头抵膝上，自极十二通，愈肠胃不能受食，吐逆。

3. 对治宿食不消候

养生方导引法云：凡食讫，觉腹内过饱，肠内先有宿气，常须食前后，两手撩膝，左右歆身，肚腹向前，努腰就肚，左三七，右二七，转身按腰脊，极势。去太仓腹内宿气不化，脾痹肠瘦，脏腑不和。得令腹胀满，日日消除。

又云：闭口微息，正坐，向王气，张鼻取气，逼置脐下，小口微出气十二通，以除结聚，低头不息十二通，以消饮食，令身轻强。行之，冬月不寒。

又云：端坐伸腰，举左手，仰右手承右胁，以鼻纳气，自极七息。除胃寒，食不消。

又云：端坐伸腰，举右手，仰掌，以左手承左胁。以鼻纳气，自极七息，所除胃寒，食不变，则愈。

又云：鹜行气，低头倚壁，不息十二通。以意排之，痰饮宿食从下部出，自愈。鹜行气者，身直颈曲，排气下行十二通。愈宿食。

又云：雁行气，低臂推膝踞，以绳自缚拘左，低头倚臂，不息十二通，消食轻身，益精神，恶气不入，去万邪。一本云：正坐，仰天，呼吸天精，解酒食饮饱。出气吐之数十，须臾立饥且醒。夏月行之，令人清凉。

4. 对治食伤饱候

养生方导引法云：若腹中满，食饮苦饱，端坐，伸腰，以口纳气数十，满吐之，以便为故，不便复为之。有寒气，腹中不安，亦行之。

又云：端坐，伸腰，口纳气数十。除腹中满，食饮过饱，寒热，腹中痛病。

5. 对治水肿候

养生方导引法云：虾蟆行气，正坐，动摇两臂，不息十二通。以治五劳水肿之病。

二十一、霍乱病诸候

1. 对治转筋候

养生方导引法云：偃卧，展两胫两手，足外踵，指相向，以鼻纳气，自极七息。除两膝寒，胫骨疼，转筋。

又法：覆卧，旁视，立两踵，伸腰，鼻纳气。去转筋。

又云：张胫两足趾，号五息止，令人不转筋。极自用力张脚，痛挽两足趾，号言宽大，去筋节急挛蹙痛。久行，身开张。

又云：覆卧，旁视，立两踵，伸腰，以鼻纳气，自极七息已。除脚中弦痛，转筋，脚酸疼。一本云：治脚弱。

2. 对治筋急候

养生方导引法云：两手抱足，头不动，足向口面，受气，众节气散，来往三七。欲得捉足，左右侧身，各各急挽，腰不动。去四肢腰上下髓内冷，血脉冷，筋急。

又云：一足向前互跪，押踹极势，一手向前，长努拓势；一足向后屈，一手搦解溪，急挽尽势。膝头搂席使急，面头渐举，气融散流向下，左右换易四七。去腰、伏兔、腋下闷疼，髓筋急。

又云：长舒一足，一脚屈，两手抱膝三里，努膝向前，身却挽，一时取势，气内散消，如似骨解，递互换足，各别三七。渐渐去膊脊冷风，冷血筋急。

又云：张胫两足趾，号五息止。令人不转筋。极自用力张脚，痛挽两足趾，号言宽大。去筋节急挛蹙痛。久行，身开张。

又云：双手反向拓腰，仰头向后努急，手拓处不动，展两肘头相向，极势三七。去两臂膊筋急冷血，咽骨掘弱。

又云：一手拓前极势长努，一手向后长舒尽势，身似夫形，左右迭互换手，亦二七，腰脊不动。去身内八节骨肉冷血，筋髓虚，颈项膊急。

又云：一足踏地，一手向前长舒，一足向后极势，长舒一手一足，一时尽意，急振二七。左右亦然。去髓疼筋急，百脉不和。

又云：两手掌倒拓两膊井前，极势，上下傍两腋，急努振摇，来去三七竟，手不移处，努两肘向上急势，上下振摇二七，欲得卷两手七，自相将三七。去项膊筋脉急劳。一手屈卷向后左，一手捉肘头向内挽之，上下一时尽势，屈手散放，舒指三，方转手，皆极势四七。调肘膊骨筋急强。两手拓向上极势，上下来往三七，手不动，将两肘向上极势七，不动手肘臂，侧身极势，左右回三七。去胫骨冷气风急。

二十二、中恶病诸候

1. 对治卒魇候

养生方导引法云：拘魂门，制魄户，名曰握固法。屈大母指，著四小指内抱之，积习不止，眠时亦不复开，令人不魇魅。

2. 对治伏尸候

养生方导引法云：叩齿二七过，辄咽气二七过，如此三百通乃止。为之二十日，邪气悉去；六十日，小病愈。百日，大病除，伏尸皆去，面体光泽。

二十三、注病诸候

1. 对治风注候

养生方导引法云：两手交拓两膊头面，两肘头仰上极势，身平头仰，同时取势，肘头上下三摇之。去膊肘风注，咽项急，血脉不通。

2. 对治冷注候

养生方导引法云：一手长舒，令掌仰，一手捉颏，挽之向外，一时极势，二七。左右亦然。手不动两向侧极势，急挽之二七。去颈骨急强，头风脑旋，喉痹、膊内冷注偏风。

二十四、蛊毒病诸候上

对治蛊毒候

养生方导引法云：两手著头相叉。坐地，缓舒两脚，以两手从外抱膝中，疾低头入两膝间，两手交叉头十二通。愈蛊毒及三尸毒、腰中大气。

又云：行大道，常度日月星辰，清净以鸡鸣，安身卧，嗽口三咽之。调五脏，杀蛊虫，令人长生，治心腹痛。

又云：《无生经》曰治百病邪蛊，当正偃卧，闭目闭气，内视丹田，以鼻徐徐纳气，令腹极满，徐徐以口吐之，勿令有声，令入多出少，以微为之。故存视五脏，各如其形色。又存胃中，令鲜明洁白如素。为之倦极，汗出乃止，以粉粉身，摩捋形体。汗不出而倦者亦可止。明日复为之。又当存作大雷电，隆晃走人腹中，为之不止，病自除。

二十五、蛊毒病诸候下

对治饮酒中毒候

养生方云：正坐仰天，呼出酒食醉饱之气。出气之后，立饥且醒。

二十六、血病诸候

1. 对治唾血候

养生方导引法云：伸两脚，两手指著足五指上。愈腰折不能低著。若唾血、久疼，为之愈。

长伸两脚，以两手捉足五趾七遍。愈腰折不能低仰。若唾血、久疼、血病。久行，身则可卷转也。

2. 对治白发候

养生方导引法云：解发，东向坐，握固不息一通。举手左右导引，手掩两耳。以手复捋头五，通脉也。治头风，令发不白。

又云：清旦初起，左右手交互，从头上挽两耳，举。又引须发，即面气流通。令发不白，耳不聋。

又云：坐地，直两脚，以两手指脚胫，以头至地。调脊诸椎，利发根，令长美。坐舒两脚，相去一尺，以扼脚两胫，以顶至地十二通。调身脊无患害，致精气润泽。发根长美者，令青黑柔濡滑泽，发恒不白。

又云：伏，解发东向，握固，不息一通，举手左右导引，掩两耳。令发黑不白。伏者，双膝著地，额直至地，解发，破髻，舒头，长敷在地。向东者，向长生之术。握固，两手如婴儿握，不令气出。不息，不使息出，极闷已，三嘘而长细引。一通者，一为之，令此身囊之中满其气。引之者，引此旧身内恶邪伏气，随引而出，故名导引。举左右手各一通，掩两耳，塞鼻孔三通，除白发患也。

又云：蹲踞，以两手举足五趾，低头自极，则五脏气遍至。治耳不闻，目不明。久为之，则令发白复黑。

（又云：正月十日沐发，发白更黑。

又云：千过梳头，头不白。

又云：正月一日，取五香煮作汤，沐头不白。

又云：十日沐浴，头不白。

又云：十四日沐浴，令齿牢发黑。

又云：常向本命日，栉发之始，叩齿九通，阴咒曰：太常散灵，五老返真，泥丸玄华，保精长存，左拘隐月，右引日根，六合清炼，百疾愈因。咒毕，咽唾三过，常数行之，使人齿不痛，发牢不白。一云：头脑不痛。）

又云：思心气上下四布，正赤，通天地，自身大且长。令人气力增益，发白更黑，齿落再生。

二十七、目病诸候

1. 对治目风泪出候

养生方导引法云：踞坐，伸右脚，两手抱膝头，伸腰，以鼻纳气，自极七息。展右足著外。除难屈伸拜起，去胫中痛痹，风目耳聋。

又云：踞，伸左脚，两手抱右膝，伸腰，以鼻纳气，自极七息，展左足著外。除难屈伸拜起，去胫中疼。一本云，除风目暗，耳聋。

又云：以鼻纳气，左手持鼻，除目暗泣出。鼻纳气，口闭，自极七息。除两胁下积血气。

又云：端坐，伸腰，徐徐以鼻纳气，以右手持鼻，徐徐闭目吐气。除目暗，泪苦出，鼻中息肉，耳聋。亦能除伤寒头痛洗洗，皆当以汗出为度。

2. 对治目暗不明候

养生方导引法云：蹲踞，以两手举足五指，低头自极，则五脏气遍至。治耳不闻人语声，目不明。久为之，则令发白复黑。

又云：仰两足趾，五息止。引腰背痹，偏枯，令人耳闻声。久行，眼耳诸根，无有挂碍。

又云：伸左胫，屈右膝内压之，五息止。引肺气，去风虚，令人目明。依经为之，引肺中气，去风虚病，令人目明，夜中见色，与昼无异。

又云：鸡鸣以两手相摩热，以熨目，三行，以指抑目。左右有神光，令目明，不病痛。

又云：东向坐，不息再通，以两手中指口唾之二七，相摩拭目。令人目明。以甘泉漱之，洗目，去其翳垢，令目清明。上以纳气洗身中，令内睛洁，此以外洗，去其尘障。

又云：卧，引为三，以手爪项边脉五通，令人目明。卧正偃，头下却亢引三通，以两手指爪项边大脉为五通。除目暗患。久行，令人眼夜能见色。为久不已，通见十方，无有剂限。

3. 对治目茫茫候

养生方导引法云：鸡鸣，欲起，先屈左手噉盐指，以指相摩，咒曰：西王母女，名曰益愈，赐我目，受之于口。即精摩形。常鸡鸣二七著唾，除目茫茫，致其精光，彻视万里，遍见四方。咽二七唾之，以热指摩目二七，令人目不瞑。

二十八、鼻病诸候

1. 对治鼻齆候

养生方导引法云：东向坐，不息三通，手捻鼻两孔。治鼻中患。交脚箕坐。治鼻中患，通脚痹疮，去其涕唾，令鼻道通，得闻香臭。久行不已，彻闻十方。

2. 对治鼻生疮候

养生方导引法云：踞坐，合两膝，张两足，不息五通，治鼻疮。

3. 对治鼻息肉候

养生方导引法云：端坐伸腰，徐徐以鼻纳气，以右手捻鼻，徐徐闭目吐气。除目暗、泪苦出、鼻中息肉、耳聋；亦能除伤寒头痛洗洗，皆当以汗出为度。

4. 对治耳聋候

养生方导引法云：坐地，交叉两脚，以两手从曲脚中入，低头叉手项上。治久寒不能自温，耳不闻声。

又云：脚著项上，不息十二通。必愈大寒，不觉暖热，久顽冷患，耳聋目眩。久行即成法，法身五六，不能变。

5. 对治齿痛候

云：东向坐，不息四通，琢齿二七。治齿痛病。大张口，琢齿二七，一通二七。又解：四通中间，其二七大势，以意消息，瘥病而已，不复疼痛。解病，鲜白不黧，亦不疏离。久行不已，能破金刚。

又云：东向坐，不息四通，上下琢齿，三十六下。治齿痛。

6. 对治风齿候

养生方导引法云：凡人觉脊背崛强，不问时节，缩咽膊内，仰面努膊并向上，头左右两向按之，左右三七一住，待血行气动定，然始更用。初缓后急，不得先急后缓。若无病人，常欲得旦起、午时、日没三辰如用，辰别二七。除寒热病、脊腰颈项痛、风痹，口内生疮、牙齿风、头眩，终尽除也。

二十九、唇口病诸候

1. 对治口舌疮候

养生方导引法云：凡人觉脊背崛强，不问时节，缩咽膊内，仰面努膊并向上，头左右两向挪之，左右三七一住，待血气行动定，然始更用。初缓后急，不得先急后缓。若无病人，常欲得旦起、午时、日没三辰如用，辰别二七。除寒热病，脊腰颈项痛、风痹、口内生疮、牙齿风、头眩，终尽除也。

2. 对治喉痹候

养生方导引法云：两手拓两颊，手不动，搂肘使急，腰内亦然，住定。放两肘头向外，肘膊腰气散。尽势，大闷始起。来去七通。去喉痹。

又云：一手长舒令掌仰，一手捉颏挽之向外，一时极势二七，左右亦然。手不动，两向侧势，急挽之二七。去颈骨急强，头风脑旋，喉痹，膊内冷注，偏风。

3. 对治胸痹候

养生方云：以右足践左足上。除胸痹，食热呕。

三十、瘿瘤等病诸候

对治嗜眠候

养生方导引法云：跂踞，交两手内屈脚中入，且两手急引之。愈久寐精气不明。交脚跂踞。凡故言跂踞。以两手从内屈脚中入，左手从右跌踠上入左足，随孔下，右手从左足踠上入右足，随孔下。出抱两脚，急把两手极引二通。愈久寐，精神不明。久行则不睡，长精明。

又云：一手拓颏，向上极势，一手向后长舒，急努，四方显手掌，一时俱极势四七。左右换手皆然。拓颏手两向共头，欹侧，转身二七。去臂髆风，眠睡。寻用，永吉日康。

三十一、痈疽病诸候上

对治疽候

养生方导引法云：正倚壁，不息，行气，从头至足止。愈疽。行气者，鼻内息，五入方一吐，为一通。满十二通愈。

又云：正坐倚壁，不息行气，从口辄令气至头而止。治疽痹，气不足。

三十二、瘘病诸候

1. 对治瘰疬瘘候

养生方导引法云：跂踞，以两手从曲脚入，据地，由脚加其上，举尻。其可用行气。愈瘰疬、乳痛。

2. 对治颓瘘候

养生方导引法云：正偃卧，直两手两足，念胞所在，令赤如油囊裹丹。除颓、少腹重不便。腹中热，但口纳气息，出之数十，不须小咽气。即肠中不热者，七息已温热，咽之十数。

三十三、痔病诸候

对治诸痔候

养生方导引法云：一足踏地，一足屈膝，两手抱犊鼻下，急挽向身，极势。左右换易四七。去痔、五劳、三里气不下。

又云：踞坐，合两膝，张两足，不息两通。治五痔。

又云：两手抱足，头不动，足向口受气，众节气散，来去三七。欲得捉足，左右侧身，各急挽，腰不动。去四肢腰上下髓内冷、血冷、筋急闷、痔。

又云：两足相踏，向阴端急蹙，将两手捧膝头，两向极势捺之，二七竟，身侧两向取势二七，前后努腰七。去心劳、痔病。

三十四、疮病诸候

1. 对治诸恶疮候

养生方导引法云：龙行气，低头下视，不息十二通。愈风疥、恶疮，热不能入。

2. 对治疥候

养生方导引法云：龙行气，低头下视，不息十二通。愈风疥、恶疮，热不能入。（隋·巢元方《诸病源候论》卷三十五）

三十五、金疮病诸候

1. 对治卒被损瘀血候

养生方导引法云：端坐，伸腰，举左手，仰掌，以右手承右胁，以鼻纳气，自极七息。除瘀血、结气。

又云：鼻纳气，口闭，自极七息。除两胁下积血气。

又云：端坐，伸腰，举左手，右手承右胁，鼻纳气，七息。除瘀血。

又云：端坐，右手持腰，鼻纳气七息，左右戾头各三十止。除体瘀血，项颈痛。

又云：双手搦腰，手指相对向，尽势，前后振摇二七。又，将手大指向后，极势，振摇二七。不移手，上下对，与气下尽势，来去三七。去云门、腰腋血气闭塞。

2. 对治腕伤初系缚候

夫腕伤重者，为断皮肉、骨髓，伤筋脉，皆是卒然致损，故血气隔绝，不能周荣，所以须善系缚，按摩导引，令其血气复。

三十六、妇人杂病诸候

1. 对治无子候

养生方云：月初出时、月中时、月入时，向月正立，不息八通。仰头吸月光精，八咽之，令人阴气长。妇人吸之，阴气益盛，子道通。阴气长，益精髓脑。少小者妇人，至四十九已上，还生子。断绪者，即有子。久行不已，即成仙矣。

2. 对治乳结核候

养生方云：跂踞，以两手从曲脚内入，据地，曲脚加其上，举尻。其可用行气。愈瘰疬、乳痛。

交两脚，以两手从曲脚极挽，举十二通，愈瘰疬、乳痛也。

第七章 导引治疗精选 ▷▷▷

第一节 帕金森病常规治疗与导引康复

一、帕金森病概述

帕金森病（Parkinson disease，PD），又称震颤麻痹，是一种常见的中老年人的神经系统变性疾病，由英国医生詹姆士·帕金森（James Parkinson）在 1817 年首先报道并详细描述。帕金森病的平均发病年龄为 60 岁左右，40 岁以下起病的青年帕金森病较少见。我国 65 岁以上人群的患病率大约是 1.7%，目前全国大约有 220 万患者，随着人口老龄化的进展，预计到 2025 年将达到 300 万患者。帕金森病最主要的病理改变是中脑黑质多巴胺（DA）能神经元的变性死亡，由此而引起纹状体 DA 含量显著性减少而致病。导致这一病理改变的确切病因目前仍不清楚，遗传因素、环境因素、年龄老化、氧化应激等均可能参与帕金森病多巴胺能神经元的变性死亡过程。

帕金森病的常见临床表现包括静止性震颤、肌僵直、运动迟缓以及姿势平衡障碍等运动症状；长期服药会导致异动症、剂末现象、"开-关"现象、晨僵等运动并发症；帕金森病患者还会有抑郁、焦虑、痴呆等神经、精神症状，以及睡眠障碍、便秘、体位性低血压等非运动症状，这些症状可能在运动症状出现之前就存在，它们对患者生活质量的影响甚至超过运动症状。全面了解帕金森病的不同临床症状，有助于正确认识帕金森病并采取正确的治疗方法。

帕金森病的诊断主要依靠病史、临床症状及体征。一般的辅助检查多无异常改变。药物治疗是帕金森病最主要的治疗手段，其中左旋多巴制剂仍是最有效的药物；手术治疗是药物治疗的一种有效补充；康复治疗、心理治疗及良好的护理也能在一定程度上改善症状，针对语言、吞咽、平衡障碍等中轴症状，导引康复治疗可以达到药物和手术无法替代的治疗效果。目前应用的帕金森病治疗手段只能改善症状，不能阻止病情的进展，也无法治愈疾病，但有效的治疗能显著提高患者的生活质量，帕金森病患者的预期寿命与普通人群无显著差异。

二、帕金森病常见临床表现

帕金森病的起病是缓慢的，最初的症状往往不被人所注意。帕金森病的首发症状存在着个体差异，出现的顺序依次为：震颤→肌僵直或动作迟缓→动作不灵活和（或）书写困难→步态障碍→肌痛、痉挛、疼痛→语言障碍→全身乏力、肌无力→流口水与面部表情减少。部分帕金森病患者早期也可能只表现为嗅觉减退、睡眠障碍、便秘、特发性震颤、焦虑、抑郁等情绪障碍。

（一）帕金森病的常见运动症状

1. 静止性震颤

震颤是帕金森病最常见的首发症状，大约 70% 的患者首先出现该症状。通常从某一侧上肢远端开始，以拇指、食指及中指为主，表现为手指像在搓丸子或数钞票一样的运动，然后逐渐扩展到同侧下肢和对侧肢体，晚期可波及下颌、唇、舌和头部。在发病早期，震颤往往是手指或肢体处于某一特殊体位的时候出现，当变换一下姿势时消失。以后发展为仅于肢体静止时出现，例如在看电视时或者和别人谈话时，肢体突然出现不自主的颤抖，变换位置或运动时颤抖减轻或停止，所以称为静止性震颤，这是帕金森病震颤最主要的特征。

震颤在患者情绪激动或精神紧张时加剧，睡眠中可完全消失。震颤的另一个特点是其节律性，震动的频率是每秒钟 4～6 次。这个特征也可以帮助我们区别其他的疾病，如因舞蹈病、小脑疾患、甲状腺功能亢进等疾病。

肢体震颤不一定是帕金森病。如有一些人的肢体一般情况下不震颤，但在拿东西的时候，如用筷子夹食物或端杯子喝水的时候出现震颤，这在医学上叫动作性震颤，与帕金森病的静止性震颤是完全不同的。如果没有其他的症状，一般是原发性震颤，用左旋多巴治疗是无效的，但饮酒后可使病情减轻，对 β 受体阻滞剂——心得安有效。

还有其他的一些情况也可以出现震颤，如甲状腺功能亢进，其特点是双侧肢体的细震颤，频率快，尚伴有心率快、疲乏无力、多食易饿、消瘦以及多汗怕热等症状。帕金森病的震颤多从身体的一侧开始，一般在几年之后另一侧才会受到影响，而其他疾病引起的震颤多为双侧同时起病。

2. 肌僵直

帕金森病患者的肢体和躯体通常都失去了柔软性，变得很僵硬。病变的早期多自一侧肢体开始。初期感到某一肢运动不灵活，有僵硬感，并逐渐加重，出现运动迟缓，甚至做一些日常生活的动作都有困难。如果拿起患者的胳膊或腿帮助他活动关节，会明显感到他的肢体僵硬，活动其关节很困难，像在来回折一根铅管一样，故称为"铅管样强直"。如果患肢同时有震颤，则有断续的停顿感，就像是两个咬合的齿轮转动时的感觉，故称"齿轮样强直"。在疾病的早期，有时肌强直不易察觉到，此时可让患者主动活动一侧肢体，被动活动的患侧肢体则肌张力会增加。

僵直可以累及四肢、躯干、颈部和头面部肌肉而呈现特殊的姿势。

心理枕：僵直常首先出现在颈后肌和肩部。当患者仰卧于床上时，头部可能保持前屈曲数分钟，在头和床垫之间留有一定的空间，即"心理枕"。

路标现象：多数患者上肢比下肢的僵直严重。让患者双肘放在桌上，使前臂与桌面垂直，两臂及腕部肌肉放松，帕金森病患者的腕关节由于伸肌僵直而保持伸直位置，像铁路上竖起的路标，故称为"路标现象"，这对于诊断早期帕金森病有价值。

面具脸：面肌僵直可以出现与运动减少一样的"面具脸"，面部表情减少。

猿猴姿势：四肢、躯干、颈肌同时受累，肌张力增高，但静止时屈肌张力较伸肌高，患者头前倾，躯干略屈，上臂内收，双上肢紧靠躯干，肘关节弯曲，腕略伸，指掌关节弯曲而指间关节伸直，拇指对掌，髋及膝关节轻度弯曲，呈现"猿猴姿势"。

肌僵直严重的患者可以引起肢体的疼痛，容易误诊为肩周炎、风湿病，要注意鉴别。任何稳定期的患者僵直的程度不是固定不变的，一侧肢体的运动、应激、焦虑均可以使对侧肢体僵直增加，增强效应还受到患者的姿势影响，站立比坐位时明显。

3. 动作迟缓

动作迟缓指动作变慢，始动困难，主动运动丧失。患者的运动幅度会减少，尤其是重复运动时。根据受累部位的不同，运动迟缓可表现在多个方面。

在疾病早期，由于手指和前臂的僵直，导致上肢的精细动作变慢，活动范围变窄。患者上肢的精细动作，如解系鞋带、扣纽扣等动作变得比以前缓慢许多，或者根本不能顺利完成。写字也逐渐变得困难，笔迹弯曲，以前漂亮的字迹不见了，而且还越写越小，这在医学上称为"小写症"。发病早期还有联合运动功能受到影响，行走时双上肢的前后摆动减少或消失，不能一边回答问题一边扣衣服。随着疾病的进展，出现动作笨拙、不协调，精细动作受到影响，日常生活如洗脸、刷牙、穿衣服、系鞋带等不能自理。

面部肌肉运动减少，患者很少眨眼睛，双眼转动也减少，常常盯着一个地方，表情呆板，以前和蔼可亲的面容消失了，就好像戴了一副面具似的，医学上称为"面具脸"或"扑克牌脸"，此时面部表情反应非常迟钝而且过分延迟。

随着病情进展，患者下颌、舌、软腭和喉部肌肉受到影响，会出现发音障碍。由于声带功能减退以及吸气压力不够，出现声音嘶哑，早期的表现为声音小，像与人耳语，而且音调低，难以听见，声音维持在同一水平上，缺乏情感和重音的变化，最后可以发展至模糊发音。运动减少引起构音不全，重复语言以及口吃，说话时速度越来越快、无停顿，统称为本病的慌张语言。对语言障碍主要采用康复锻炼的方法。

疾病影响到口、舌、腭及咽部肌肉的运动导致吞咽障碍，表现为流涎、进食困难和呛咳。患者不能自然咽下唾液，导致流涎，早期发生在夜间，清晨枕头上会有唾液痕迹，后期白天也会大量流涎，需要常用纸巾和手帕擦拭。由于进食、饮水呛咳，只能服用半流饮食，晚期甚至不能进食，需要鼻饲或静脉营养。由于吞咽功能障碍导致的吸入性肺炎、窒息以及恶病质是 PD 患者首要的死亡原因，药物和手术治疗效果都不显著，应早期进行康复锻炼，延缓吞咽功能障碍出现的时间以及严重程度。

帕金森病影响到下肢时，步态障碍表现比较突出，表现为小碎步、前冲步态、慌张步态或单侧下肢拖曳。在行走时拖步，常常从一侧下肢开始，逐渐累及到双侧下肢，行走速度变慢，步距变小。随着病情发展，行走时起步困难，不能迈步，双脚像黏在地上；一旦开步，身体前倾，重心前移，以极快的步伐向前冲去，步伐小而越走越快，不能及时停步或转弯困难，即所谓"慌张步态"。

4. 姿势和平衡障碍

躯干肌肉受累，会出现姿势反射和平衡障碍，多见于中晚期帕金森病患者，对生活影响严重。姿势反射可通过后拉试验来检测：检查者站在患者的背后，嘱患者做好准备后牵拉其双肩。正常人能在后退一步之内恢复正常直立，而姿势反射消失的患者往往要后退三步以上或是需人搀扶才能直立，即平衡障碍，此时帕金森病发展已进入中期（帕金森病的分级及分期见表 7-1）。因为有平衡障碍，患者向后转弯时必须采取连续小步，使躯干和头部一起转动，行走时容易向前跌倒，常发生髋骨骨折，此时康复和日常生活指导非常重要。

表 7-1　帕金森病 HOEHN&YAHR 分级以及帕金森病分期

帕金森病早期
0 级：无疾病体征
1 级：单侧肢体症状
1.5 级：单侧肢体＋躯干症状
2 级：双侧肢体症状，无平衡障碍
2.5 级：轻度双侧肢体症状，后拉试验可恢复
帕金森病中期
3 级：轻至中度双侧肢体症状，平衡障碍，保留独立生活能力
帕金森病晚期
4 级：严重障碍，在无协助的情况下仍能行走或站立，日常生活无法自理
5 级：患者限制在轮椅或床上，需人照料

5. 冻结步态

"冻结"表现为突然运动不能，是动作的起始或连续有节奏的重复性动作（言语、行走、书写等动作）困难。冻结现象是个独立的临床表现，晚期帕金森病患者最常见的是冻结步态（freezing of gait，FOG），又称为冻僵步态或冻僵足，是帕金森病患者跌倒的常见原因。冻结步态表现为起步犹豫，双足似乎黏在地上，或行走时突然出现短暂的不能迈步，须停顿数秒钟后才能再继续前行或无法再次启动。冻结现象常见于开始行走时（始动困难）、转身时、接近目标时，或担心不能越过已知的障碍物时，如过门槛、穿过旋转门等。冻结现象与疾病的持续时间和严重程度有关，常见于帕金森病中晚期，如果疾病早期出现，并且是主要症状，要考虑是否为进行性核上性麻痹（PSP）、多系统萎缩等帕金森综合征。

临床上冻结现象与少动并不一致，少动对多巴胺治疗反应好，而冻结现象对左旋多巴的治疗反应差。患者可以通过默念口令、视觉暗示、跟随音乐或节拍器行走等改善，必要时要使用助行器甚至轮椅，同时要做好防护。由于冻结步态多为突然发生，不可预知，是患者损伤和跌倒的重要原因，而且是患者生活质量下降的重要独立危险因素。

（二）帕金森病常见的运动并发症

中晚期帕金森病患者，因为长期服用抗左旋多巴类药物可出现运动并发症，包括症状波动和异动症。国外文献报道，左旋多巴治疗 4 年后症状波动的发生率为 12%～60%，异动症的发生率为 8%～64%。运动并发症的表现类似帕金森病的运动症状，明确诊断需要到神经内科的帕金森病专病门诊确诊。对于运动并发症，早期以药物治疗为主，对于药物无法有效控制的症状或者无法耐受药物不良反应的患者，如果日常生活能力受到影响，可以在医生的建议下考虑早期手术治疗。单侧症状可做毁损手术或脑起搏器手术，双侧症状要做脑起搏器手术。

1. 异动症

异动症又称运动障碍，表现为头面部、四肢或躯干的不自主舞蹈样、投掷样运动以及肌张力障碍样动作。异动症一般是在用药 5 年后出现，与药物的剂量有关，常常是美多芭或息宁用药的剂量达到 3 片以上容易出现。约有 20% 的患者出现该并发症，且以年轻人为多，通常自患者受累最严重的一侧足部开始。如果只是轻度的不自主运动，并且减少药物后病情又加重，则可以维持原治疗不变。因为轻度的异动，相对僵直或持续震颤状态而言，患者要感到舒服许多，同时对身体不会有什么损害，反而因为身体的运动改善而对身体素质的改善有一定的好处。异动症常见的临床类型有以下 3 种。

（1）剂峰异动症　最常见，在左旋多巴血药浓度达高峰时（服药 1～2 小时）出现，表现为手足、躯体、舌的不自主运动，步态不稳，说话、吃饭、穿衣等困难。

（2）双相异动症　患者在药物起效的开始和剂末出现的异动症，称为双相异动症，表现为帕金森病症状缓解—异动症—缓解—异动症—帕金森病症状，通常影响下肢，可能与多巴胺的储存能力下降、血药浓度不稳定有关。

（3）肌张力障碍　在左旋多巴疗效消退时出现，以小腿腓肠肌、足趾痛性痉挛为主，与左旋多巴的血药浓度偏低有关。

2. 症状波动

是最常见的一种临床现象，又称为"剂末现象"，发生在两次服药之间（多在前一次服药后 3.5 小时），其特点是剂末恶化与帕金森病症状的再度出现，许多患者还会出现关期异动症，如痛性足痉挛等。症状波动常见于左旋多巴治疗有效的患者，随着治疗时间的延长，"剂末现象"出现的时间越来越早。

3."开-关"现象

部分患者在服用左旋多巴的后期出现症状波动，突然在不可预料的"开"及"关"状态之间转换，突然不能活动和突然行动自如，与左旋多巴服药的时间无关。这种变化速度可以非常快，并且是不可预测的，持续数分钟至 1 小时后缓解。一天中，这些现象可反复迅速交替出现多次，患者形容病情的变化就像是电源的开、关一样，所以临床上形象地称这种现象为"开-关"现象。

这是应用左旋多巴治疗后期的一个比较糟糕的并发症，机制还不十分清楚。"开-关"现象常出现于左旋多巴已近峰值水平，与左旋多巴的剂量可能无关，多见于年龄较轻的患者，多在用药 8 个月至 1 年半出现。

4. 冻结现象

患者平时用药都是按时按量，但会突然僵住，完全不能活动，数分钟后缓解，这种类似于"开-关"现象的表现称为冻结现象。冻结现象与应用的左旋多巴剂量无明显关系，多见于长期应用左旋多巴的晚期患者，可能与多巴胺受体敏感性有关。

（三）帕金森病的非运动症状

帕金森病常见的临床表现除了震颤、肌僵直、运动迟缓以及姿势不稳等运动症状，服药引起的异动症、症状波动等药物并发症，还有幻觉、焦虑、抑郁等神经、精神症状，自主神经系统的功能障碍（低血压、尿频、便秘），睡眠障碍以及疼痛等非运动症状。有时这些非运动症状甚至是影响患者生活质量的首要因素。

1. 帕金森病的神经、精神症状

（1）帕金森病精神病　帕金森病患者在疾病晚期可出现精神症状，如幻觉、欣快、错觉等。通常是出现幻觉，表现为看到或听到根本不存在的事情或声音。例如，有的患者在治疗中会觉得总有一个人影跟着他，或者看见不存在的人或动物，或者总是怀疑老伴有外遇等，而这些事情根本就不存在。有的患者表现为情绪激动、无端大发脾气等。这些精神症状通常在诊断帕金森病的 10 年或更长时间后，如果在疾病早期出现，要考虑是否有原发性精神病或者帕金森综合征。

（2）抑郁　帕金森病伴发抑郁的患者很常见，这类帕金森病患者表情严肃，很少有笑容，情绪低落，不太容易控制自己的情绪，容易流眼泪。这在那些以僵直、运动迟缓为主的患者中更常见，而震颤明显的患者较少。

根据研究，有 25%～61% 的帕金森病患者伴有抑郁症状，其原因有两个方面。第一是心因性的，也就是说患者因为过分担心自己的病而造成情绪低落，这种情况往往随着帕金森病的病情改善而好转或消失，同时可以辅助心理治疗。另外一种情况是躯体性的，这种情况即使帕金森病的症状得到了明显的改善，患者的情绪也不见好转甚至发生恶化，如果心理辅导的行为学治疗仍然无效的，需要抗抑郁药物治疗，临床上约有20% 这样的患者。

（3）焦虑　帕金森病大约有 40% 的患者伴有焦虑症。患者常感到莫名其妙的恐惧、紧张，坐立不安，心神不宁，搓手顿足，无法集中注意力，严重者甚至有濒死感，就诊时满脸痛苦不安的神情，这些为精神性焦虑。还有的患者常常抱怨有胸闷、头晕、腹部和肢体不适等躯体性焦虑的症状。对于轻微和间歇性焦虑的帕金森病患者，可以采取保守性的治疗措施，如避免咖啡因饮料、浓茶、酒精和香烟等兴奋剂，避免引发焦虑的诱因可能使症状减轻或消失。另外，也可以采用心理治疗的放松疗法。

（4）认知功能障碍和痴呆　帕金森病晚期会导致大脑额叶功能损害，出现注意力不集中、思维迟钝、近事遗忘等记忆减退与视觉、空间觉障碍等认知障碍和痴呆症状，发生率为14%～18%。早期可能只是轻度健忘，丢三落四；随着病情的进展，症状加重，会说不准自己的名字、生日，出门不知道回家。出现这种情况，要进行智力评估

（MMSE），诊断是否为痴呆及其严重程度。

2. 自主神经功能障碍

帕金森病最常见的自主神经功能障碍包括便秘、体位性低血压、膀胱功能障碍（尿频、尿急、夜尿）和性功能障碍。

（1）便秘 便秘是指即使排便通畅，在每周内大便仍然少于3次。大约70%～80%的帕金森病都会出现不同程度的便秘，是同年龄、同性别正常人的2～4倍。长时间的便秘，大便在体内积聚，会增加粪便中毒素被吸收入血，产生慢性的中毒症状，如疲乏无力等；便秘还可导致胃肠道蠕动缓慢，除了引起腹胀、食欲减退等，甚至会影响药物从胃排空进入小肠，从而影响药物吸收入血，不能在有效的时间内达到有效的血药浓度，这往往也是许多患者药物疗效不好的原因之一。

帕金森病便秘的主要原因是帕金森病本身导致的消化道植物神经功能紊乱，胃肠道的蠕动缓慢；由于运动迟缓，帕金森病患者常常活动少，缺乏足够的锻炼，也不利于肠蠕动。其次为药源性便秘，因为抗胆碱能药物（安坦）和金刚烷胺能够明显减缓肠蠕动，其他药物如司兰吉林、多巴胺受体激动剂和左旋多巴都能够加重便秘，有的患者因为左旋多巴导致严重便秘甚至无法服药。

对于药源性便秘，首先要停用或减少导致便秘的药物。对于帕金森病本身导致的便秘，长期服用泻药对身体是不利的，并有可能加重便秘。因此，减轻便秘首先要采用非药物疗法。

1）改变不良生活习惯：养成每天定时大便的习惯，最好是在早上起床后5～7点之间。每天排便，避免了粪便在直肠内的停留时间，也就避免了粪便在直肠内脱水变硬，使排便变得轻松。

2）改变饮食结构：每天要吃足够的含纤维素的食物，并喝足够的水。纤维素不能被消化吸收，它在肠道内就像海绵一样，可以吸收许多水分，然后体积膨胀许多倍，形成体积较大而松软的粪团，从而促进肠蠕动，唤起排便反射，使人产生便意，及时排除大便，防止便秘，缓解痔疮和肛裂的症状。纤维素除了可以帮助预防便秘之外，还可以降低胆固醇，有助于预防许多慢性疾病。含纤维素多的食物有蔬菜、水果、豆类等，尤其是带有叶子或茎秆的蔬菜，如白菜、菠菜、芹菜等。每天至少要吃20～25克的纤维素，相当于吃500克蔬菜。

饮水和摄取纤维素一样重要，纤维素如没有水浸泡，仍然是干而且硬的，可能会使便秘更加严重。所以，每天至少应喝4～8杯水。

调节饮食是治疗便秘的首选方法，水分和纤维素共同作用，可保持大便通畅。

3）手法按摩：具体方法有两种，第一种是双手自胸腔肋骨下缘从上往下按摩，在向下的过程中用一定的力量下压腹部，反复多次。第二种是用一只手抓住另一只手的手背，以其掌心放在肚脐上，然后按顺时针方向，由里向外做环行按摩，反复多次。两种手法可以交替进行。

（2）体位性低血压 体位性低血压分为突发性和继发性两种。继发性低血压多见于脊髓疾病、急性传染病或严重感染（如大叶性肺炎）、内分泌紊乱、慢性营养不良或使用降压药、镇静药之后。突发性低血压通常因为植物神经功能紊乱，引起直立性小动脉收缩功能失调所致。其主要表现是突然变为直立体位时血压偏低，还可伴有站立不稳、视力模糊、头晕目眩、软弱无力、大小便失禁等，严重时会发生晕厥。

帕金森病的疾病发展由于植物神经功能紊乱，会导致突发的低血压，在经过左旋多巴制剂治疗之后，同样会导致或加重低血压。患者平卧时血压正常，但在体位变换时，如突然从卧位改为坐位、下蹲后突然站立等，出现头晕或短时的失明，重则站立不稳而摔倒或晕厥，此时血压显著下降。当患者由平卧位测量血压后，改为坐位 3 分钟后再次测量血压，当收缩压降低超过 20mmHg，或者舒张压降低超过 10mmHg，可以诊断为体位性低血压。如果患者有明显的体位性低血压，要考虑患者的诊断是否正确，因为帕金森叠加综合征中的 Shy-Drager 综合征也会出现体位性低血压。一旦出现低血压，必须不服或停用任何可降低血压的药物，并配合其他疗法。

1）物理治疗：平时穿弹力紧身裤、弹力长袜或使用弹力绷带，帮助直立时静脉血液回流，提高血容量。注意弹力强度要合适，过紧会阻滞血液回流。睡眠时抬高头位不要平躺，不要快速从卧位起来，起床前先活动下肢后再缓慢起身；每天做倾斜运动以刺激体位改变时调节血压的耐受性。

2）饮食调节：每天要摄入食盐 12～15 克。适当吃一些胆固醇含量丰富的食物，如猪肝、鸡蛋和排骨等，提高血脂浓度，增加动脉压力。提高血容量，鼓励患者多饮水。

（3）膀胱刺激症状　部分帕金森病患者一天中要上洗手间数次，尤其是晚上夜尿的次数多，并因此导致失眠。尿意有时是不可遏制的，加上患者本身行动缓慢，很容易导致尿湿裤子。女性患者，由于尿道短的缘故，往往咳嗽时都会有少量尿液排出。出现这种情况，有两种原因。从生理上讲，人的膀胱在尿液充盈时会导致排尿反射，激活逼尿肌促使膀胱壁肌肉收缩来排空尿液。对帕金森病患者来讲，当膀胱还是部分充盈的时候，这种反射就被激活，患者会有尿急感。另外，帕金森病患者的膀胱壁肌肉的活动功能下降，排空尿液的过程减慢并出现排空困难，膀胱会过度充盈，然后突然出现排尿的急迫感，患者很短时间内就得去小便。

3. 睡眠障碍

睡眠障碍主要包括失眠、快速眼动期睡眠行为异常（RBD）、白天过度嗜睡。

失眠最常见的问题是睡眠维持困难（又称睡眠破碎）。频繁觉醒可能使得震颤在浅睡眠期再次出现，或者由于白天服用的多巴胺能药物浓度在夜间已耗尽，患者夜间运动不能而导致翻身困难，或者夜尿增多。白天过度嗜睡可能与帕金森病的严重程度和认知功能减退有关，也可与抗帕金森病药物 DR 激动剂或左旋多巴应用有关。如果患者在每次服药后出现嗜睡，则提示药物过量，将用药减量会有助于改善白天过度嗜睡；也可予左旋多巴控释剂代替常释剂，可能会有助于避免或减轻服药后嗜睡。

三、帕金森病常规治疗

帕金森病的治疗目的是改善症状，延缓疾病进展，提高生活质量，目前的帕金森病治疗方法并不能够治愈帕金森病。帕金森病没有绝对固定的治疗模式，因为不同患者之间以及同一患者在不同病情阶段，症状的种类、对治疗的敏感度和对治疗的需求不同，在治疗方面要体现个体化原则，以达到更为理想的治疗效果。

在治疗方面需要强调的是，帕金森病采用单一治疗方式很难达到好的治疗效果，多数症状需要不同治疗方法的联合运用，从而达到最佳的症状控制。其中药物治疗是帕金森病最主要的治疗手段；手术治疗是药物治疗的一种有效补充；康复治疗、心理治疗及日常护理等非药物疗法可以用于帕金森病的任何一个阶段，没有任何不良反应，应该贯穿于帕金森病治疗的始终，以提高患者的生存质量。

（一）帕金森病的药物治疗

疾病的运动症状和非运动症状都会影响患者的工作和日常生活能力，因此，用药原则应该以达到有效改善症状、提高工作能力和生活质量为目标。我们提倡早期诊断、早期治疗，不仅可以更好地改善症状，而且可能会达到延缓疾病进展的效果。应坚持"剂量滴定"，以避免产生药物的急性不良反应，力求实现"尽可能以最小剂量达到满意临床效果"，避免或降低运动并发症尤其是异动症的发生率。事实证明，我国帕金森病患者的异动症发生率明显低于国外的帕金森病患者。治疗应遵循循证医学的证据，也应强调个体化特点，不同患者的用药选择需要综合考虑患者的疾病特点（是以震颤为主，还是以强直少动为主）和疾病严重程度、有无认知障碍、发病年龄、就业状况、有无共病、药物可能的不良反应、患者的意愿、经济承受能力等因素，尽可能避免、推迟或减少药物的不良反应和运动并发症。进行抗帕金森病药物治疗时，特别是使用左旋多巴时不能突然停药，以免发生撤药恶性综合征。

（二）帕金森病的手术治疗

帕金森病的手术治疗主要有三种方式：毁损手术、脑深部电刺激术（deep brain stimulation，DBS）以及"修复性"治疗。毁损手术和 DBS 手术试图弥补而非纠正 PD 的生化缺陷，手术目的只是改善症状，不能阻止疾病的进展。相对而言，"修复性"治疗是指基因治疗和干细胞移植术，试图通过替代损失的多巴胺细胞或促进宿主残存的多巴胺细胞存活，来纠正 PD 的生化缺陷。虽然修复性治疗是对因治疗，然而这种治疗目前整体处于实验阶段，只有少数的中心能够进行，难以推广。因此，目前的 PD 外科治疗主要是 DBS。

有长达 10 年的 DBS 手术效果随访研究显示，DBS 手术对于帕金森病的震颤、僵直症状的改善疗效一直稳定，但是对于吞咽和发音障碍，姿势和平衡障碍，冻结、起步苦难等步态障碍在术后 10 年改善不明显，也不会延缓患者疾病后期的认知功能下降，原因与疾病的进展有关。晚期帕金森病的中轴症状可能是导致患者死亡的首要原因，因此，DBS 不是帕金森病的终极治疗方法。

（三）帕金森病的康复治疗

康复治疗在帕金森病治疗中具有重要作用，包括运动治疗、作业疗法、言语治疗、针灸治疗、日常生活指导、认知障碍治疗、高压氧治疗、音乐疗法、水浴疗法、心理康复等。

很多患者认为康复治疗在帕金森病的治疗中可以有可无，仅仅是锦上添花的角色。事实上，康复治疗是药物治疗、手术治疗所无法替代的，在帕金森病的任何一个时期都具有特殊作用，是非常健康的"绿色治疗"。

1. 康复治疗可以使患者保持一个较为满意的日常生活能力

单纯靠药物或手术治疗，仅能改善或消除对生活影响较大的运动症状，而对于言语不清、吞咽困难、步态部位、容易摔跤等症状效果并不明显，而长期规范化的康复治疗可以预防和改善患者的这些功能障碍，维持充分的活动范围和能力。其中运动治疗对帕金森病患者的身心健康都有非常大的益处。由于帕金森病影响到一个人的行动能力，所以经常运动有助于保持肌肉强劲，以提高其灵活性和机动性。另外，运动还可以防止一些帕金森病所带来的长期并发症，如关节僵化。患者如果能够自理做完一些事情，他们的心情就会变得很愉快。日常生活指导，可以避免患者的意外跌倒、进食呛咳等严重并发症的出现。

2. 康复治疗安全性高，无任何不良反应或并发症

虽然手术治疗的安全性已经大大提高，但仍有数量不等的各类并发症或不良反应的发生，而康复治疗对于手术的短期并发症可完全使之消失，而对于不可逆的并发症则会将其导致的功能损失降至最低水平。因此，康复治疗既独立于药物、手术治疗之外起辅助性作用，又联系于药物、手术治疗之间，可以起到"矫枉过正"的作用。

四、帕金森病导引康复法

（一）帕金森病导引康复法的要领及禁忌

帕金森病导引康复法的特点是针对性强、简便易行。它不同于其他的肢体运动锻炼，而是以疏导放松人体经筋为主要目的。帕金森病患者大多是肢体僵硬且精神紧张，经筋的疏导放松则是为了松弛僵硬的形体。与此同时，调整呼吸也是为了配合形体进一步由内而外地放松。

导引技术的三个要领是理筋（调整形体）、调息（调整呼吸）、专注（调摄意念），这三个要领亦称三调（调身、调息、调心），是导引技术的精髓。导引技术可以从以上三个要领的任何一个方面入手，层层递进，直至融合为一体，达到身、心、意的最佳状态。

1. 调整形体的要领

帕金森病患者重心不稳、肢体僵硬、震颤麻痹，因此，康复导引要调重心、调脊柱、调关节，其重点就是调经筋。康复导引的形体要领是：伸筋拔骨。

2. 调整呼吸的要领

帕金森病患者要有意识地练习呼吸，平时可选择在空气清新的阳台或野外，采用鼻吸口呼的方法做胸式呼吸。平日里如果感到胸闷胀满，应采用先呼后吸。如果感觉到有气无力、昏昏欲睡，可采用先吸后呼。

有针对性的呼吸方法训练，可以缓解病痛，改善和增强心肺功能，这对于帕金森病的康复非常重要。配合肢体导引的呼吸要领是：屈呼伸吸。

3. 调摄意念的要领

帕金森病患者在形体放松和呼吸锻炼的基础上，做入静练习，有利于疾病的治疗和康复。入静练习是最难做到的，可以采用意守膻中的方法。膻中穴是气之会，位于两乳之间。导引康复法的意念要领是：守中用和。

需要注意的是，帕金森病患者做导引康复期间忌生气、发脾气，忌吃得太饱，忌长时间看电视，忌忍大、小便。

（二）帕金森病脊柱导引法

帕金森病患者脊柱导引法是缓解肢体僵硬和震颤的一个有效方法。

下面是一幅标准的脊柱侧面图（图 7-1），分别标出了颈曲、胸曲、腰曲和骶曲，还有第一胸椎和第一腰椎。帕金森病患者的脊柱多呈侧弯，且其颈曲、胸曲、腰曲、骶曲大多僵直。并且，根据现代脊柱相关疾病研究发现，很多身心疾病都和脊柱不正有关，因此帕金森病患者的脊柱导引显得更为重要。通过脊柱导引法，可使帕金森病患者的脊柱逐渐回归至正常的生理曲线。

1. 颈椎导引法

帕金森病患者要调整形体，先要调整脊柱。调脊柱导引法根据先易后难的原则，宜从最容易的调颈曲导引法开始。

操作方法：取坐姿或站姿，上身保持正直，两臂自然下垂（图 7-2）。头向上慢慢抬起，同时吸气（图 7-3），放松还原时慢慢呼气。重复 5～7 次为一组，可做多组。调整颈曲时，肩部放松，不要耸肩。

提示：常见的颈椎病大多是颈曲消失，用此势导引方法是为了疏导经筋，恢复颈曲。颈部经筋恢复了功能，对帕金森病患者无疑是有利的。

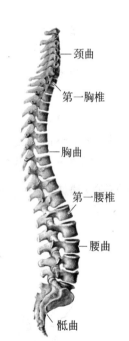

图 7-1　脊柱侧面观

颈曲

第一胸椎

胸曲

第一腰椎

腰曲

骶曲

2. 胸椎导引法

帕金森病患者的胸曲大多是直的，有些还驼背。胸曲的调整和颈曲一样需要专门的学习和锻炼。

操作方法：调胸曲取站姿或坐姿均可，上身保持正直（图 7-4），双肩向后打开，抬头挺胸，同时慢慢吸气（图 7-5），放松还原时慢慢呼气，重复 5～7 次为一组，可做多组。

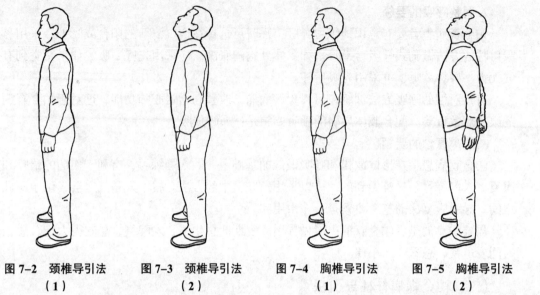

图 7-2　颈椎导引法　　图 7-3　颈椎导引法　　图 7-4　胸椎导引法　　图 7-5　胸椎导引法
　　　　　（1）　　　　　　　　　　（2）　　　　　　　　　　（1）　　　　　　　　　　（2）

提示：病理上的含胸、驼背大多是胸曲不明显或消失了，抬头挺胸、呼吸吐纳的导引方法可以帮助恢复胸曲。胸曲恢复正常，其周围的经筋功能才会逐渐改善。

3. 腰椎导引法

（1）龙回头导引法　帕金森病患者腰椎导引法是消除腰酸、腰胀和缓解腰疼的有效方法。通常腰酸、腰胀都是通过敲打腰眼来松解，腰疼则在腰部贴止痛膏，而龙回头导引法可从整体上缓解腰部不适，调整腰曲。

操作方法：两脚开立，与肩同宽，两手放在后腰眼（图 7-6），两眼平视。先向左转体，两眼随身体左转尽量向后望（图 7-7），然后慢慢还原；再向右转，动作要领同左转，唯方向相反，然后慢慢还原（图 7-8）。此左右合为 1 次，做 7 次。

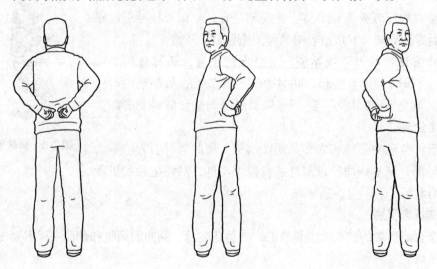

图 7-6　腰椎导引法（1）　　　图 7-7　腰椎导引法（2）　　　图 7-8　腰椎导引法（3）

提示：若站立困难，取坐姿亦可完成。

（2）鹿运尾间导引法　帕金森病患者有比较多的时间是坐在床榻和软垫上，这样就容易伤及骶曲，采用鹿运尾间导引法来调整骶曲有很好的效果，且对于腰曲的还原也有帮助。

操作方法： 两脚开立，略宽于肩。俯身下探，扶住栏杆（或椅背）。上身与腿部保持呈直角，肩向下沉，头向上抬起（图7-9）。轻轻左右摆动尾间，同时咬牙、吸气、提肛，使整个脊柱有拔伸感。然后慢慢抬头，同时吸气，放松还原时慢慢呼气。重复5～7次为一组，可做多组。

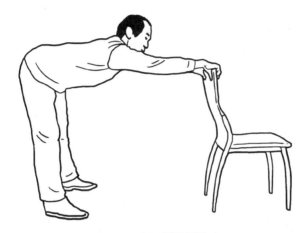

图7-9　鹿运尾间导引法

提示： 常见的骶曲障碍多表现为整天没有精神，昏昏沉沉。鹿运尾间出自五禽戏之鹿戏，抬头、摆尾的导引姿态有助于调整骶曲和腰曲。

（三）头面部导引按跷法

中医学认为，人的头部为诸阳之会，头顶正中的百会穴乃人体百脉之会。头面部，包括耳朵上也布满了重要的穴位。帕金森病患者的脸部僵硬，犹如戴着面具。因此，头面部位的导引按跷对于帕金森病患者的康复很重要。需要注意的是头部做过手术的患者要注意避开手术部位。

1. 虎戏导引法

操作方法： 取坐、卧或站姿均可。上身和颈部保持正直。先紧闭口、眼（图7-10），数秒后，睁眼怒目、张口（图7-11）；然后放松脸部做微笑状（图7-12），坚持数秒。如此重复7遍。

提示： 此导引法是仿五禽戏之虎戏，模仿老虎的脸部表情做导引，对帕金森病患者的面具脸有调理康复功效。

2. 脸部小导引法

帕金森病患者比较典型的症状是面具脸，通过下面这组脸部小导引法也可使之得到改善。

（1）张口导引法　帕金森病患者如果不刻意地练习张口，口型会逐渐缩小，语言能

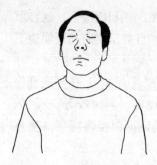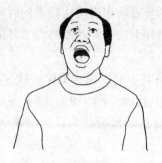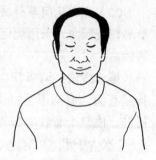

图 7-10　虎戏导引法（1）　　　图 7-11　虎戏导引法（2）　　　图 7-12　虎戏导引法（3）

力也会出现障碍，因此专列张口导引法供患者练习。

操作方法：口张到极限后慢慢松弛，不需要保持（图 7-13）。每组 7 次，重复 3 组，每天饭前做。

（2）**咬牙导引法**　帕金森病患者咬牙可使神情专注，即使患者是假牙，也要坚持咬，咬假牙亦可刺激牙龈。

操作方法：嘴唇自然闭合，上下牙互相叩击（图 7-14），力量由轻到重，每次叩击 50 次。

（3）**舌抵导引法**　舌尖上抵和搅舌都有利于生津，津液与我们的精神和健康有着直接的关系。

操作方法：帕金森病患者要随时注意将舌尖抵住上腭（图 7-15），使任脉与督脉形成环流，促使津液产生，有利于咽津。

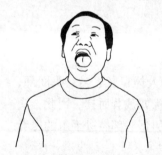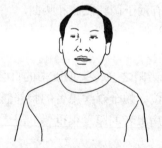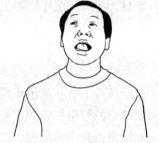

图 7-13　张口导引法　　　　图 7-14　咬牙导引法　　　　图 7-15　舌抵导引法

（4）**咽津导引法**　咽津问题对帕金森病患者非常重要。有的患者从流涎开始发展到喝水呛，直至连嘴也闭不紧，唾液也吞咽不下，此时一旦食物呛咳进气管会有生命危险。

操作方法：吞咽津液（口水）的动作可以做得夸张一些，要明显地听到吞咽下去的声音（图 7-16）。如果在吞咽时发现咽喉、食道只有半边的感觉，就需要强化地进行针对性锻炼，直到得到改善。

提示：帕金森病患者要防止流口水，一有口水要马上用力咽下。

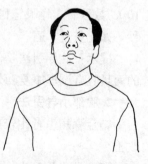

图 7-16　咽津导引法

3. 十指梳头导引法

用十指指肚梳头有很好的导引功效，古人谓之"干梳头"。头部为诸阳之会，用指肚刺激头皮，可使头皮收紧，不易掉头发。

操作方法： 两手手指自然分开，贴合额前发际（图 7-17），利用指腹由前额向后脑梳摩（图 7-18，图 7-19），两手交替梳摩 50 次为一组。

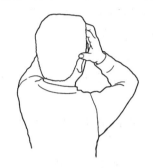 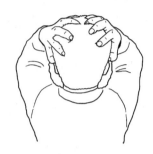 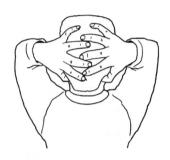

图 7-17 十指梳头导引法（1） 图 7-18 十指梳头导引法（2） 图 7-19 十指梳头导引法（3）

提示： 用两手十指指肚梳头导引有祛头风的功效，最好上午、下午和睡前各做一组。

4. 鸣击天鼓导引法

操作方法： 用两手掌心分别封住双耳，手指在脑后自然分开（图 7-20，图 7-21），食指叠压在中指上（图 7-22），然后两指交替用力弹击后脑（图 7-23），使头内产生击鼓之感。重复做 30 次。

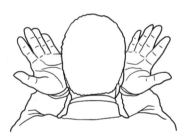 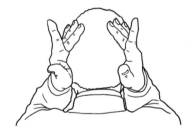

图 7-20 鸣击天鼓导引法（1） 图 7-21 鸣击天鼓导引法（2）

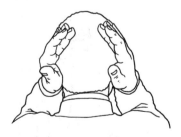 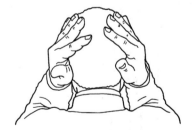

图 7-22 鸣击天鼓导引法（3） 图 7-23 鸣击天鼓导引法（4）

提示： 帕金森病患者在做鸣天鼓时，可以注意敲击声音的变化，当声音由沉闷转为清脆如鼓时，则说明有进步了。

（四）服药前后导引法

我们曾经有意识地询问帕金森病患者是怎样服药的，结果发现他们服药大多都很随意，随便用一点水或其他饮料将药物吞进去就算完事了，以致药物不能及时充分地发挥作用。其实无论是服用现代的生物药剂，还是传统的中药都需要一步吞服到位（入胃），帕金森病患者本身吞咽和胃肠道的蠕动功能已经有障碍，如果再马马虎虎一吞了事，那么不但药物不能及时发挥药效，时间久了还会伤害食道和胃肠道的功能。

服药方法：在服药前，先喝半杯温开水，然后站立或坐正，做单举导引法 2 组。做完导引后再服药，服药后再加饮一杯温水，然后再做一组导引，这样有利于药物一步到位，且有助于发挥药效。

对于自己做举手导引有困难的患者，可请护理人员握住手协助做被动单举导引法。

1. 单举导引法

帕金森病患者的脾胃功能大多比较弱，但是每天又要定时定量地服药，因此调理好脾胃非常重要。单举导引法有保护脾胃的功效，帕金森病患者应认真学习和练习。

操作方法：取站姿或坐姿，上身保持正直，两手在胸前交叉，先右掌上引，左掌下压，两掌心一上一下用劲撑开（图 7-24，图 7-25），同时吸气，然后放松呼气；两手在胸前交叉，再左掌上引，右掌下压，用劲撑开（图 7-26，图 7-27）。左、右交叉合为一次（图 7-28，图 7-29），重复 7 次为一组，做 1～2 组。

提示：伸展时用鼻慢慢吸气，还原交替时用口将气慢慢呼出，动作和呼吸要协调。此导引法以全身发热为度。

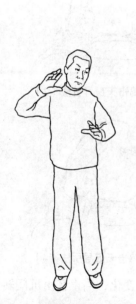 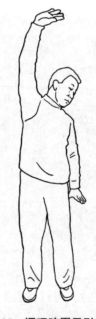 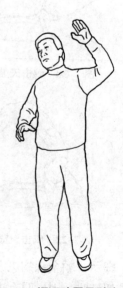

图 7-24　调理脾胃导引法（1）　　图 7-25　调理脾胃导引法（2）　　图 7-26　调理脾胃导引法（3）

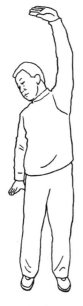 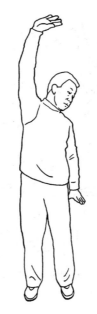 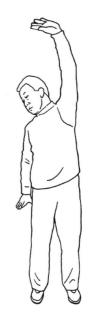

图 7-27　调理脾胃导引法（4）　　图 7-28　调理脾胃导引法（5）　　图 7-29　调理脾胃导引法（6）

2. 被动单举导引法

若帕金森病患者自主能力进一步下降，可由护理人员帮助完成被动导引法。被动导引时相互之间的协调配合很重要，若能配合默契，则会有事半功倍的功效。

操作方法：护理人员和患者面对面，两手轻轻握住患者的手指，然后调匀气息（图7-30）。先用左手带着患者右手臂上举，同时吸气（图7-31）；放下时慢慢呼气，然后换右手带着患者左臂上举，同时吸气（图7-32）。如此左右交叉为一次，重复7次为一组。

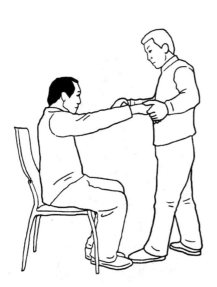 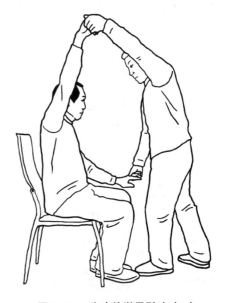

图 7-30　助动单举导引法（1）　　　　图 7-31　助动单举导引法（2）

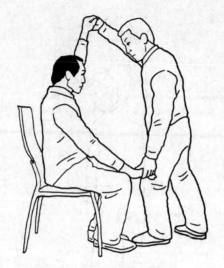

图 7-32　助动单举导引法（3）

（五）坐姿导引法

帕金森病患者由于重心不稳，或偏于前，或偏于左右，其自然坐姿（图 7-33，图 7-34）也是偏的。如果要求帕金森病患者马上采用正确的坐姿（图 7-35，图 7-36）显然是有些困难的。但我们首先要意识到问题的所在，如此才能去重视和改正，否则在能够改变时不去做，一旦退行变化，就丧失了难得的康复机会。

操作方法：先注意调整坐姿，上身保持正直，骶椎向后推，身体微微向前倾，两手自然放于腿面，然后再调整呼吸，最后意念专注于膻中（两乳之间）。

提示：初学时不拘于时间长短，宜循序渐进，一点点地延长正坐的时间。练习时要专注精神，最忌坐在沙发或床上长时间地看电视。

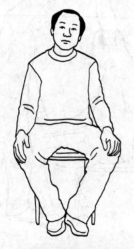

图 7-33　帕金森病患者的自然坐姿（1）

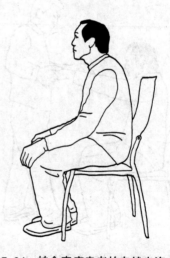

图 7-34　帕金森病患者的自然坐姿（2）

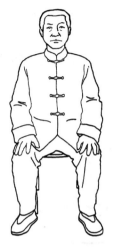

图 7-35　正确的坐姿

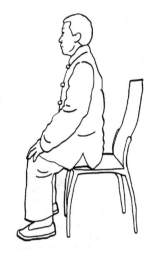

图 7-36　正确的坐姿

（六）卧姿导引法

我们知道帕金森病患者入睡困难和睡眠质量差是常见的。患者入睡困难主要是由全身僵硬或局部抽筋等因素造成，也有在服药"开启"后入睡不深，药效很快就失效，从而影响睡眠。

事实上卧姿是人们普遍不太关注的，因为卧姿不像其他姿态那样会暴露在众目睽睽之下，所以都比较随意，殊不知卧姿与睡眠时的入睡速度和睡眠质量有着重要的关系，因此要养成正确的卧姿（图 7-37）。一般都采用右侧卧，所谓卧如弓，是因为在此姿势下，四肢放在比较舒适的位置，全身的肌肉都可以得到放松，有助于睡眠。松散的卧姿（图 7-38）显然不利于睡眠。

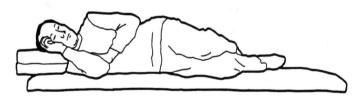

图 7-37　正确的卧姿

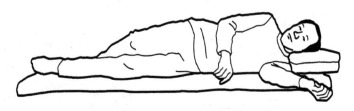

图 7-38　松散的卧姿

1. 卧床翻身导引法

帕金森病患者上床后，有意识地采用上面图 7-37 中的卧姿睡眠，需要翻身时，可慢慢转身回正身体，呈仰卧状，同时先将手举向上伸展，然后屈膝（图 7-39），再借助重力顺势转向另一侧（图 7-40）。

　　卧床翻身导引比较安全，动作配合呼吸和意念会有出乎意料的效果，也有助于睡眠。

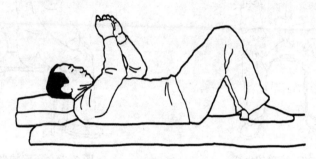

图 7-39　卧床翻身导引法（1）

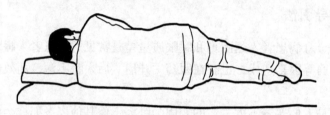

图 7-40　卧床翻身导引法（2）

2. 辅助翻身导引法

　　如果帕金森病患者翻身已经有困难，则可以请护理人员帮助完成。护理人员先帮助患者把身体扶正，然后弯曲双膝，将手臂扶正向上，同时发出"转身"指令（图 7-41，图 7-42）。在此过程中帕金森病患者顺势配合即可。

　　提示：帕金森病患者上床后如果还没有睡意，可以在床上先练习几组卧床翻身导引法，使身体的翻滚协调性始终保持在较好的状态。

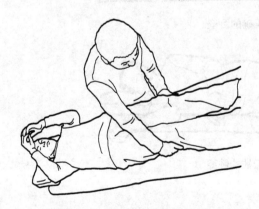

图 7-41　辅助翻身导引法（1）

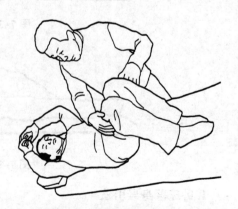

图 7-42　辅助翻身导引法（2）

（七）站姿导引法

站姿的导引要与坐姿一样融入日常生活中去。下面是帕金森病患者的站姿（图 7-43，图 7-44）和正确的站姿（图 7-45，图 7-46）。我们可以看到帕金森病患者的重心偏上、偏前且偏左或偏右一侧，重心的不正不但造成了站姿的问题，也容易造成开步难和易跌倒的状况。

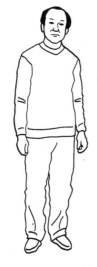

图 7-43　帕金森病患者的站姿（1）

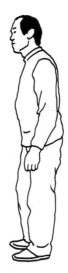

图 7-44　帕金森病患者的站姿（2）

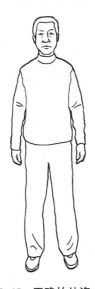

图 7-45　正确的站姿（1）

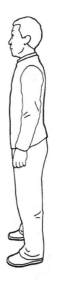

图 7-46　正确的站姿（2）

1. 站立导引法

操作方法：两脚平行站立，与肩同宽，两手扶栏杆或椅背，两眼平视前方（图 7-47）。站稳后左右移动身体，调整重心。一次站立训练做 5 ～ 10 分钟，然后坐下拍打放松双腿（图 7-48，图 7-49）。

提示：站姿导引的效果比坐姿导引的效果明显，建议能站的尽量站立。

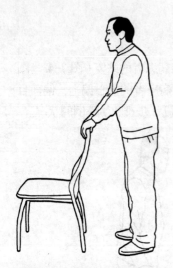
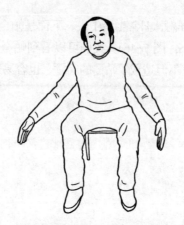
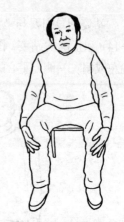

图 7-47　站立导引法（1）　　　图 7-48　站立导引法（2）　　　图 7-49　站立导引法（3）

2. 站立振脚导引法

帕金森病患者将两手扶在墙面上，可做站立振脚导引法。此法有利于头面经筋的功能恢复。

操作方法：两手扶住墙面，两脚分开与肩同宽，平行站立，身体重心移到前脚掌，慢慢抬起脚后跟（图 7-50），稍停，然后慢慢下落还原（图 7-51）。重复 7 次为一组，可以做 2～3 组。

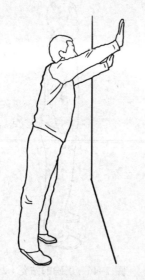
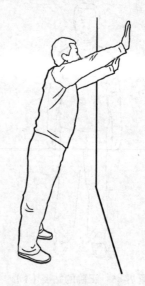

图 7-50　站立振脚导引法（1）　　　图 7-51　站立振脚导引法（2）

（八）行走导引法

行走是帕金森病患者最为突出的一个障碍。下图为患者身体前倾的步态（图 7-52，图 7-53，图 7-54，图 7-55）和正确的步态（图 7-56，图 7-57）。

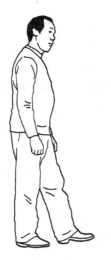

图 7-52　帕金森病患者前倾步态（1）

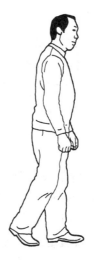

图 7-53　帕金森病患者前倾步态（2）

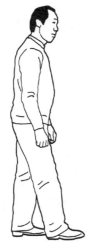

图 7-54　帕金森病患者前倾步态（3）

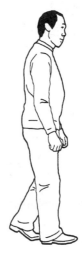

图 7-55　帕金森病患者前倾步态（4）

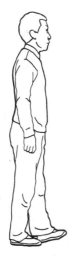

图 7-56　正确的步态（1）

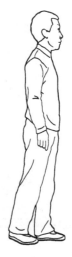

图 7-57　正确的步态（2）

1. 熊步导引法

为缓解行走障碍，可以采用"熊步导引法"。熊步，即一步一个脚印的步态。

操作方法：当药效过后，可以在有格子的地砖上来回走动，行走时要尽量用意念抬高患肢来控制脚步，或走舞台上的四方步，落地脚步如熊掌踩地，一步一个脚印，踏实前进。

提示：前行时不要拖地而行。一般情况下走 3～5 分钟就会出现疲劳点，这时可站立做 3～5 次深呼吸，再坚持多走 3 分钟，即可冲破疲劳点，步调亦会协调起来。

2. 抬腿导引法

帕金森病患者下肢关节僵硬，需要做专门的抬腿导引法。抬腿导引法可以使腰、髋、膝、踝等关节放松，有利于站立和行走。

操作方法：取卧、站或行姿均可。用力向上抬大腿，膝关节自然弯曲，两手合抱抬起膝弯处，尽量收腹使大腿靠近上身（见图 7-58，图 7-59），绷直、放松脚面和踝关节（图 7-60，图 7-61），然后向前上方蹬出（图 7-62），慢慢放松还原（图 7-63）。此导引法可重复练习多次。

提示：帕金森病患者如果长期坐着，腰椎、髋关节、膝关节、踝关节就会不灵活，影响本来已经比较困难的行走，因此需要去刻意疏导。

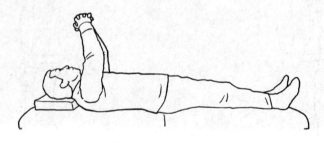

图 7-58　抬腿导引法（1）

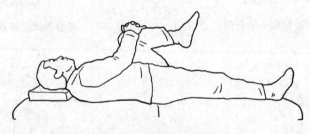

图 7-59　抬腿导引法（2）

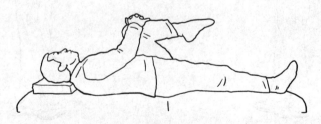

图 7-60　抬腿导引法（3）

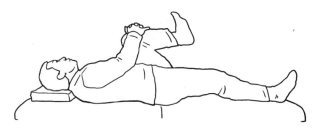

图 7-61 抬腿导引法（4）

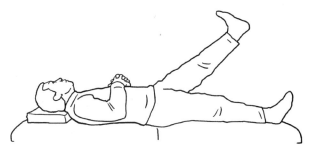

图 7-62 抬腿导引法（5）

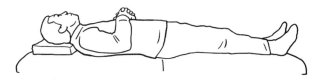

图 7-63 抬腿导引法（6）

3. 活步站桩导引法

前面已经介绍了几种站立导引法，在这里再介绍一种活步站桩导引法，意在动中求静、求稳。

操作方法：帕金森病患者在"冻住"时，可采用"活步站桩导引法"。先微微屈膝，降低人体重心（图 7-64），再做呼气、吸气，同时高抬右腿移步前行（图 7-65），等脚踏实地后坚持站桩（图 7-66）。站桩时两脚开立，与肩同宽，自上而下放松。

提示：站立、移动步伐，这组导引动作要结合起来使用，不要怕辛苦而轻易使用轮椅，要知道一旦坐上了轮椅就很难再离开它了，从此也就失去了行走的自由。

（九）消除运动障碍导引法

消除帕金森病患者的运动障碍是帕金森病导引康复法的重点之一。我们在实践中针对局部的僵硬和震颤进行分解导引，使之在恢复肢体运动功能方面取得了较好的效果。

1. 防止摔倒导引法

前面讲到防止跌倒要先从降低和改变人体重心开始。这虽然看似道理简单，但是对于帕金森病患者而言，实际生活当中确实需要专门学习和锻炼防止摔倒的导引法，从而使重心下降，步伐平稳。

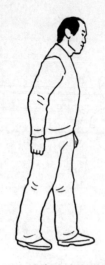
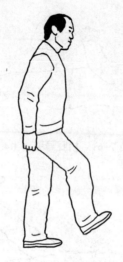
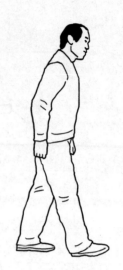

图 7-64　活步站桩导引法（1）　　图 7-65　活步站桩导引法（2）　　图 7-66　活步站桩导引法（3）

操作方法：两脚开立，与肩同宽，两手扶栏杆或椅背（图 7-67），屈膝下蹲（图 7-68，图 7-69），下蹲后左右微微移动，调整重心。待蹲稳后再起身，站直后可左右移动调整重心，然后再次屈膝下蹲。下蹲时用口呼气，起身时吸气。重复 7 次为一组，做 1～2 组。

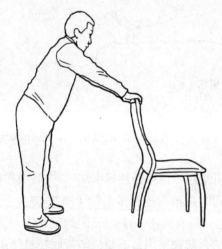
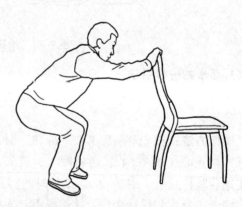

图 7-67　防止摔倒导引法（1）　　　　图 7-68　防止摔倒导引法（2）

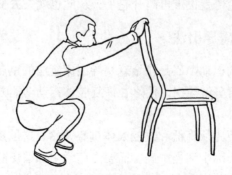

图 7-69　防止摔倒导引法（3）

提示：调整呼吸要专注，重点在下蹲和呼气，尽可能做得慢一点。平时练习调整人体重心时注意先屈膝。

2. 防止重心不稳导引法

防止重心不稳导引法采用仿生学原理，模仿鸟的形态，以导引上肢和胸部（肺部），疏导手太阴经筋。手太阴经筋起于大拇指，经手腕至肘，上循腋下，散布胸间，与手太阴肺经相对应，因此此导引法对提升胸肺功能亦有帮助。

操作方法：两脚开立，与肩同宽，两手握拳置于肋下（图7-70），两手向正前上方探出（图7-71），重心移至前方。两臂左右分开时，重心上移（图7-72），然后两手收于肋间（图7-73），两手慢慢放下时重心下降（图7-74），并依次放松肩、肘、腕，最

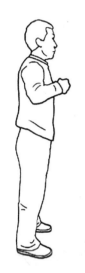 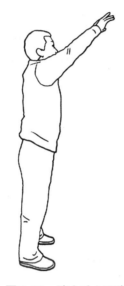 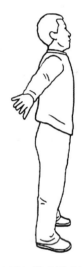

图 7-70 防止重心 不稳导引法（1）　　　图 7-71 防止重心不稳 导引法（2）　　　图 7-72 防止重心不稳 导引法（3）

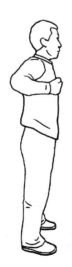 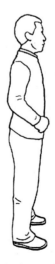

图 7-73 防止重心不稳导引法（4）　　　图 7-74 防止重心不稳导引法（5）

后松开手指。

　　提示：帕金森病患者重点在于放松僵硬部位之关节。举手是为了放松肩关节，弯曲小臂是为了放松肘关节，手腕内屈是为了放松腕关节，握拳和伸展手指是为了放松指掌关节。凡是做局部关节导引都要配合呼吸，动作要缓慢，注意紧松交替。

　　3. 起步困难导引法

　　笔者在对帕金森病患者的观察和交往中发现他们上、下楼梯和在不太平整的路面上行走障碍会少些，还有在有格子的地砖上行走障碍也会少些，而在大商场光滑的地面和高星级酒店的厚地毯上行走则会显得特别困难，起步难和行走障碍非常明显。因此，除了是必经之路外，患者要尽量选择适合自己状态的路面以减轻行走障碍；此外，患者还需要练习针对起步困难的导引法。

　　操作方法：正直立定，起步前微微屈膝（图 7-75），抬高右腿（图 7-76），用力迈出（图 7-77），下落时脚跟着地，保持上身正直。待踏稳后，重心前移，另一只脚随之踏上。起步时意念在先（意想上台阶），然后吸气高抬腿，一气呵成。

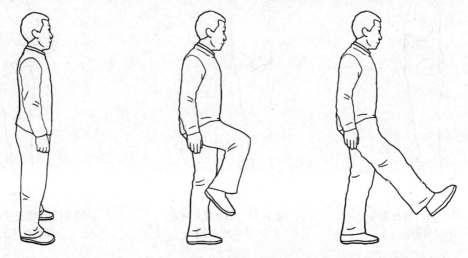

图 7-75　起步困难导引法（1）　　图 7-76　起步困难导引法（2）　　图 7-77　起步困难导引法（3）

　　提示：在行走时改变上肢体位也有助于开步行走，如用左手或右手摸住自己的颈椎，或背一个包，用手抓住背包带借力也可缓解起步或行走困难。注意凡是起步前一定先调整呼吸，然后再起步；行走时要尽量抬高患肢来控制脚步，或走舞台上的四方步，不要拖地而行；一般情况下走 3 ～ 5 分钟就会出现疲劳点，这时若做 3 ～ 5 次深呼吸，再坚持多走 3 分钟，即可冲破疲劳点，步调亦会协调起来。

（十）护理人员强筋导引法

　　帕金森病患者的护理人员，除了要尽快掌握护理帕金森病患者的技术外，每天更应该用不少于 30 分钟的时间来导引自身的经筋，关爱自己的健康。如此才能较长时间地保持良好的身心状况来完成这项看似简单，实质是很细致的、需要用心来做的护理工作。

中医导引学技术的核心是通过锻炼经筋来增强人体的自组织能力和自康复能力。护理人员可练习易筋经十二势导引法，具体请参见第六章相关内容。通过学习和锻炼，护理人员不仅自身骨强健了，而且对导引技术的理解也自然会加深，护理工作也会更加得心应手。并且人与人之间的身心状态是会互相影响的，护理人员健康、饱满的身心状态会给予患者积极的影响，形成良性循环。

参考文献

1. 中国帕金森病脑深部电刺激疗法专家组.中国帕金森病脑深部电刺激疗法专家共识［J］.中华神经科杂志，2012，28（8）：855-857.

2. 中华医学会神经病学分会帕金森病及运动障碍学组.中国帕金森病治疗指南（第三版）［J］.中华神经科杂志，2014，47（6）：428-433.

3. 何一川，李殿友，孙伯民.帕金森病吞咽障碍［J］.中国老年学杂志，2014（23）：6848-6851.

4. 邵明.帕金森病病友指南［M］.长春：吉林大学出版社，2002.

5. 陈生弟，陈彪，王刚.帕金森病［M］.北京：中国医药科技出版社，2009.

6. 严蔚冰，李殿友.帕金森病导引康复法（图解）［M］.北京：人民军医出版社，2013.

7. 乐卫东.帕金森病中西医结合治疗［M］.北京：科学出版社，2016：150-167.

第二节　骨伤科疾病导引康复

一、中医学对骨伤科疾病的认知和发展

早在周代，创伤就有"金疡"和"折疡"的分类，《五十二病方》中有开放性创伤并发破伤风的记载："痓者，伤，风入伤，身信（伸）而不能诎（屈）……强启其口，为灌之。"

到了《黄帝内经》时代，疾病的诊断与分类渐成体系，其中有不少是关于骨伤科的内容。如《灵枢·终始》："手屈而不伸者，其病在筋；伸而不屈者，其病在骨。"《黄帝内经》还详细描述了痹、痿、厥的病因病机与症状："风、寒、湿三气杂至，合而为痹"（《素问·痹论》）；"因于湿，首如裹，湿热不攘，大筋软短，小筋弛长"（《素问·生气通天论》）；"项似拔，脊痛，腰似折，髀不可以曲，腘如结，腨如裂，是为踝厥"（《灵枢·经脉》）；"脉涩曰痹"（《素问·平人气象论》）等。《黄帝内经》还把筋骨痹证按十二经所属而分经论述，明代伤科学派将经络学说作为辨证论治的主要理论依据，这正是《黄帝内经》经络理论的发展。

三国时期，华佗及其弟子开始施行骨科手术。华佗还总结前人经验，创造了"五禽戏"，主张通过功能锻炼治疗骨、关节损伤。

两晋南北朝时期，葛洪发展了危重创伤的诊治技术。对于颅脑损伤和创伤大出血两大危重症，葛洪提出：危重创伤，应让患者安静，禁食、水；颅脑损伤者，若"破脑

出血而不能言语，戴眼直视，咽中沸声，口急唾出，两手妄举，亦皆死候，不可疗。若脑出而无诸候者可疗"；大出血者，"凡金疮，伤天囟、眉角、脑户、臂里跳脉（肱动脉）、髀内阴股（股动脉）、两乳上下、心、鸠尾、小肠及五脏之腧输，皆是死处，不可疗也"，这些部位都是大动脉或者重要脏器所在之处，葛洪的描述是非常科学的。这个时期，骨折脱位的诊断技术也有了长足的发展，如《肘后备急方》明确将骨折、脱位、开放性感染区别开来，"凡脱折、折骨、诸疮肿"——把骨折（折骨）、关节脱位（脱折）和开放性创伤感染（诸疮肿）都概括了。在骨折中，葛洪提出了粉碎骨折的类型，并且骨折都有"筋伤"和骨折移位等并发症。

　　隋代，《诸病源候论》记载了"金疮病诸候"，其中有外伤伤及内脏、颅骨骨折并发脑损伤等危重症。《诸病源候论》还进一步将开放性创伤感染的不同阶段症状做了描述，分别是"金疮初伤候""金疮伤筋断骨候""金疮成痈肿候"和"金疮久不瘥候"，即将创伤分列为早期、化脓感染期、慢性骨髓炎期，这是诊断技术的又一个进步。《诸病源候论》同时又是最早详细描述"伤筋"证候和治法的文献，如其在"金疮伤筋断骨候"中记载："夫金疮始伤之时，半伤其筋，荣卫不通，其疮虽愈合，后仍令痹不仁也。"

　　唐代蔺道人对骨折脱位进行分型分类诊断。他称创伤为"伤损"，把骨、关节损伤分为骨折和脱位，把骨折分为开放性骨折和闭合性骨折两种，并首次提出新鲜骨折和陈旧性骨折的概念，"凡损，一月尚可整理，久则不可"（《仙授理伤续断秘方》）。他记述了颅骨骨折、肋骨骨折、股骨骨折、胫腓骨骨折、前臂骨折、指（趾）骨骨折的诊断和治疗，奠定了骨折分型分类诊断的基础。蔺道人还首次描写了肩关节脱位和髋关节脱位，并提出髋关节脱位有前脱和后脱两大类型。在诊断检查方面，蔺道人最先总结了手摸心会的检查法，即通过"揣摸""捻捺""相度骨缝"达到"认损处"的目的。

　　唐代把创伤骨折的治疗归属于按摩师主管，这说明了骨折的治疗必须与导引按摩密切结合。唐代孙思邈在《备急千金要方》里介绍了按摩和功能锻炼的方法，即"老子按摩法"，"两手空掌反背上，掘脊上下三遍。两手反捉，上下直脊三遍"，这样来锻炼腕、前臂、肘和肩关节的功能。《仙授理伤续断秘方》也极重视伤肢固定后的功能锻炼，提出："凡曲转，如手腕、脚凹、手指之类，要转动，用药贴，将绢片包之。后时时运动，盖曲则得伸，得伸则不得屈，或屈或伸，时时为之方可。"这些经验是十分宝贵的。

　　宋元时期，法医学著作《洗冤集录》通过局部组织的表现及骨折皮损的情况来辨别伤情轻重，如书中写道："诸用他物及头额、拳手、脚足、坚硬之物撞打痕损颜色，其至重者紫黯微肿，次重者紫赤微肿，又其次紫赤色，又其次青色。"危亦林《世医得效方》在骨折和脱位的诊断上继承蔺道人等人的经验，首次系统地将四肢骨折和关节脱位总结为"六出臼，四折骨"，"六出臼"指四肢肩、肘、腕、髋、膝、踝六大关节脱位，"四折骨"指肱骨、前臂骨、股骨、胫腓骨四大长骨骨干骨折。他最先记载了肩关节脱位有前脱位和盂下脱位两大类型，足踝部骨折脱位分为内翻和外翻两大类型。此外，他还最早记载了脊椎屈曲型骨折的症状。正是由于危亦林等人的推动，骨伤科学在宋元时期达到了一个高峰。另外，宋代的《医说·颠扑打伤》生动形象地介绍了导引疗法，并介绍了脚踏转轴帮助关节恢复功能活动的锻炼方法，这是较早的利用器械进行锻炼的记载。

明清时期，医家在治伤的同时也十分重视导引疗法。《杂病源流犀烛》《古今图书集成·医部全录》等在叙述每个病的方药治法后也附以导引法，而《医宗金鉴》总结的正骨手法八法中的按、摩、推、拿等法，实际上是被动导引功能锻炼方法的总结。书中记载"按者，谓以手往下抑之也。摩之，谓徐徐揉摩之也。"骨折或跌伤，运用按摩可使骨断端更密切对合，消散血肿。"按其经络，以通郁闭之气；摩其壅聚，以散痰结之肿"，此法多用于治疗软组织损伤或于骨折复位后施行。"推者，谓以手推之，使还旧处也；拿者，或两手一手捏定患处，酌其宜轻宜重，缓缓焉以复其位也"，此法在骨折复位后施行，也多用于治疗肌腱损伤或损伤后的功能障碍。这个时期的医家不仅要求一般的关节活动锻炼，对一些具体的部位还提出了具体的锻炼方法。如《救伤秘旨》介绍："夫两手腕骨断，以夹后不可时常兜挂项下，要时常屈伸。坐则令其舒于几案之上，或屈或伸。卧则令其舒于床席之间，时上时下。三日后，即其折转，上过于脑，又反身转于背上，渐渐习试，方是活动归原。"

二、骨伤科疾病的病机

1. 禀赋病机

父母体弱，精血不旺；或妊娠期失于调养，胎儿摄入不足，发生营养障碍；或母体内分泌代谢失调；或有遗传因素……以上种种，均可导致胚胎发育障碍和分裂异常。

2. 外邪病机

（1）风邪善变　很多疾病由风邪引起。《素问·风论》曰："风者，善行而数变……百病之长也。"《杂病源流犀烛·诸痹源流》亦云："风胜为行痹，游行上下，随其虚处，风邪与正气相搏，聚于关节，筋弛脉缓，痛无定处。"

（2）寒邪引痛　感受寒邪，则机体阳气受损，筋脉失去温煦而挛缩收引。《素问·举痛论》曰："寒气入经而稽迟，泣而不行。客于脉外则血少，客于脉中则气不通，故卒然而痛。"《素问·至真要大论》亦云："寒复内余，则腰尻痛，屈伸不利，股胫足膝中痛。"皆指出了寒邪易引起骨关节疼痛拘紧。

（3）火邪伤阴　《素问·痿论》曰："肺热中焦，则皮毛虚弱急薄，著则生痿躄也。"指出火热邪毒可以伤阴劫血，而导致筋脉骨肉失养而发生痿痹。《灵枢·痈疽》曰："热胜则肉腐，肉腐则为脓。"《医宗金鉴·痈疽总论歌》云："痈疽原是火毒生。"提出了痈疽成脓的机制。《灵枢·刺节真邪》曰："热胜其寒，则烂肉腐肌为脓，内伤骨，内伤骨为骨蚀……有所结，气归之，津液留之，邪气中之，凝结日以易甚，连以聚居，为昔瘤。"指出了热胜肉腐，气血津液运行受阻，再加外邪侵袭，瘀结更甚，终成肿瘤的机制。

3. 气血病机

痛与肿是筋骨关节疾病中的两种常见证候，临床上多见的是气血两伤。在慢性或严重的筋骨疾患中，尤其是老年体弱患者，可出现少气懒言、疲乏无力、喘促气短、自汗、脉细弱无力的气虚证候与面色苍白、心悸气短、手足麻木、心烦失眠、脉细无力的血虚证候，另外还可出现血虚筋挛、关节僵硬等症状。气血两虚的患者可表现为病程迁延，功能长期不能恢复。

4. 脏腑病机

筋骨关节疾病与肾、肝、脾的关系密切，脏腑功能失调则可发病而出现一系列证候。肾的先天精气不足可导致小儿的骨软无力、囟门迟闭，以及某些骨骼的发育畸形。肾虚可导致腰部劳损，而出现腰背疼痛、不能俯仰。肾虚因骨失去肾精的濡养，易致外邪侵袭，可发生骨疽、骨瘤。当人衰老时，肾精亦衰减，肾精不足，骨髓空虚，不足以生髓养骨，即如《素问·痿论》所云"肾音，水脏也，今水不胜火，则骨枯而髓虚，故足不任身，发为骨痿"。

筋骨是肝肾之外合，肝血充盈，肾精充足，则筋劲骨强。因此，肝肾的精气盛衰关系到筋骨的成长与衰退。《素问·上古天真论》曰："丈夫……七八肝气衰，筋不能动，天癸竭，精少，肾脏衰，形体皆极。"提出男性到了五十多岁，则进入衰老状态，表现为筋的运动不灵活。

肌肉、四肢是脾之外合。脾的主要功能是运化水谷，输布营养精微，濡养四肢百骸。脾失健运，则化源不足，而致血虚。"脾气虚则四肢不用"，肌肉瘦削，四肢疲惫，活动无力，筋骨疾病亦难以康复。

5. 经络病机

《灵枢·海论》曰："夫十二经脉者，内属于脏腑，外络于肢节。"经络通畅，则气血调和，濡养周身，筋骨强健，关节通利。筋骨疾病累及经络时，则影响经络循行的相关器官的功能，和肢体的症状。

三、骨伤科疾病的导引治疗原则

骨折、脱位等骨伤科疾病多伴有不同程度的筋伤，有时骨折愈合或脱位整复后会遗留有筋伤。中医导引学比较重视骨伤复位后筋伤的康复。导引的目的是伸筋行气，而伸筋有助于筋骨复原，行气又能帮助药物活血化瘀、舒筋活络。以骨折为例，在骨折的康复时采用中医导引学的理念与方法，不仅可以为骨折康复提供具体的方法，也能拓展其康复理念。导引虽术式繁多，但应用于骨折的治疗中，有一些原则是共同的。

首先，导引术主要实施于骨折保守或手术治疗的康复阶段，在康复的各个阶段中配合导引行气，有助于骨损和筋伤修复，恢复肢体功能。但需要注意的是，不同康复阶段的导引方法应有所不同：① 在术后早期由于疼痛和肢体活动受限，应避免手术部位附近关节的过度活动，此阶段可通过更远端肢体（例如手指、足趾）的活动配合呼吸，以疏通经络、行气活血，同时发挥肢体肌肉泵的作用，以利于肢体消肿。② 在患者能够耐受疼痛时，由于此时通常患者暂且无法自由活动患肢，导引术主要通过呼吸方法来配合常规的肢体活动锻炼以提高康复效果。③ 对于术后可以自由活动，但暂且无法负重时期的骨折康复（通常2周至3个月不等），实施导引动作时应该避免需要肢体负重的动作。④ 对于术后骨折基本愈合，可以负重的骨折患者，可根据具体的病情自由选取适合的导引动作。除外不同康复阶段导引动作有所差异，由于不同部位的骨折需要活动的经筋以及经络不同，其对应的导引锻炼动作也有所差异。

其次，导引术不仅仅强调患肢局部的活动，而且强调机体的整体康复。当骨折发生时，并非只有受伤肢体受到了影响，而是整个机体的健康都受到了损伤，例如失血、炎症反应、免疫反应与肢体长期制动导致肺炎、全身肌肉萎缩等。导引术的动作往往不单是简单的某个肢体的局部活动，而是通过对患肢的导引来疏通整条经络。此外，导引术强调呼吸和意念对于行气引体的重要性，由此可以有效联动全身和患肢，导气入患肢，从而促进骨折的愈合和筋骨的康复，同时全身的导引也有助于恢复整个机体的健康。

再次，导引术的练习需要患者本人积极参与，是中医导引调强患者主观能动性的关键。

最后，导引还强调"天人合一"的原则，即实施导引术的环境和时间也会影响导引的效果。导引术的实施应顺应具体的季节、时辰、环境。例如在万物生发的春季，多行导引术有助于机体的康复；而在万物凋敝的冬季，可以适当地减少导引术的锻炼。一日中的子时至午时，阳气上升占主导，尤其是清晨最适合实施导引术，此时可以选择动作幅度较大的导引术；而午时至子时，阴气上升占主导，宜选择一些柔和安静的导引术。

在上述原则的指导下，通过针对性的导引康复训练，可促进血液循环，以发挥活血化瘀、消肿止痛的作用，从而使筋骨得到濡养，关节得以滑利，肢体损伤得以修复。

四、常见骨折的导引康复法

（一）肱骨近端骨折的导引康复法

在进行导引康复锻炼时，可根据患者情况进行助动或主动导引康复。当患者无法自主完成导引康复时，可由护理人员帮助完成助动导引法。学习助动导引法时相互之间的协调配合很重要，若能配合默契，会有事半功倍的功效。

1. 助动导引法

助动导引法的功效：牵伸肌肉，刺激经筋，以预防肌肉的痉挛和萎缩；充分活动放松身体各关节，促进技能恢复；结合呼吸和意念运动，逐渐消除紧张状态，促使恢复主动导引的能力。

助动单侧导引操作方法：护理人员位于患者对面，两手轻轻握住患者的手指，然后调匀气息（图7-78），先用左手带着患者右手臂上举，同时吸气（图7-79），放下时慢慢呼气；然后换右手带着患者左臂上举，同时吸气（图7-80）。放下时慢慢呼气。一左一右为一次，重复7次为一组。

助动双侧导引操作方法：护理人员位于患者对面，两手轻轻握住患者的手指（图7-81），调匀气息后，两手同时带着患者两臂慢慢上举至头顶（图

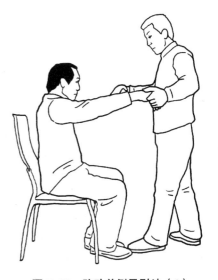

图 7-78 助动单侧导引法（1）

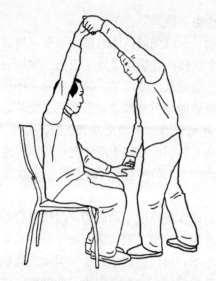

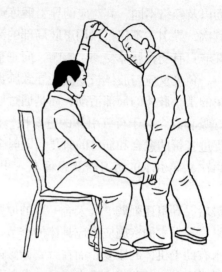

图 7-79　助动单侧导引法（2）　　　　图 7-80　助动单侧导引法（3）

7-82），同时吸气；两手慢慢放下时缓缓用口呼气（图 7-83），待患者两臂自然下垂后，再重复做第二次。一上一下为一次，重复 7 次为一组。

要点：握住患者手上举时用鼻慢慢吸气，动作还原时用口将气慢慢呼出。动作和呼吸要协调，次数以全身发热为度。在进行助动导引时，应要求患者配合动作做呼吸导引和意念导引，导引康复应遵循量力而行、循序渐进的原则。

2. 主动导引法

助动导引法进行一段时间后，待患者机能逐渐恢复能逐渐独立完成时，则由护理人员陪同指导患者完成主动导引（图 7-84，图 7-85，图 7-86）。

操作方法：患者取坐姿，两手掌心向下置于膝盖上，吸气的同时两手上举使横膈膜上提，同时挺胸、抬头，放下时慢慢呼气。开始时可以请护理人员陪同患者一起做，以帮助患者控制动作快慢和呼吸节奏，以患者自觉发热为度。

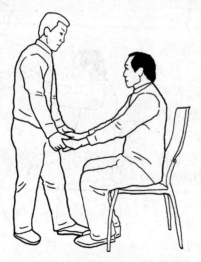

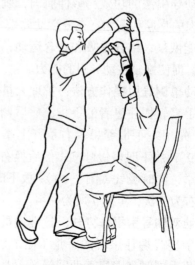

图 7-81　助动双侧导引法（1）　　　　图 7-82　助动双侧导引法（2）

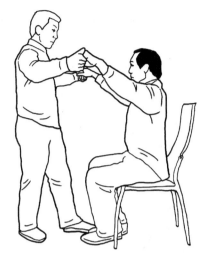

图 7-83 助动双侧导引法（3）

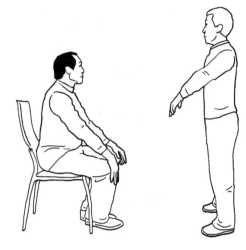

图 7-84 主动导引法（1）

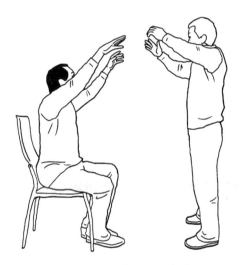

图 7-85 主动导引法（2）

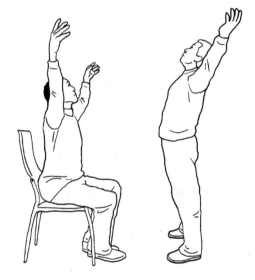

图 7-86 主动导引法（3）

（二）前臂骨折的导引康复法

对于保守治疗的患者，在管型固定后可立即开始进行手指活动训练，同时配合呼吸。

1. 捻捏指尖

人体的十二经筋起始于足趾与手指。中医学认为，肝主筋，其华在甲。护理人员捏捻患者的指尖可以帮助患者疏导上肢的经筋（图 7-87）。

操作方法：患者取坐姿或卧姿，放松身体。护理人员用右手拇指和食指先捏住患者的小手指慢慢

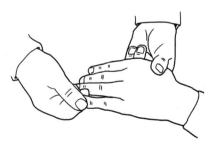

图 7-87 捏捻指尖

捏捻，捏捻 10 次后再换下一手指，由小指到拇指依次捏捻。如果在捏捻时发现某一指特别疼时可多捻几次，直到不疼为止。

提示：这是一种非常有效的导引法，患者如果能够自己捏捻是最好的，自己捏捻有困难就请护理人员帮助捏捻。

2. 弹指

操作方法：如果感到手指灵活度恢复了，可配合弹指导引法练习（图 7-88，图 7-89）弹指按食指、中指、无名指、小指顺序练习，做 5～7 组。

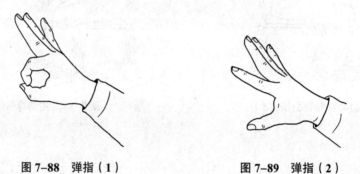

图 7-88　弹指（1）　　　　　　　图 7-89　弹指（2）

（三）胫骨平台骨折的导引康复法

术后应尽早进行股四头肌等长收缩练习：直腿抬高，与水平面呈 10 度，上、下午各做 100 次，每次 10 秒。在患者恢复股四头肌控制力之前应使膝关节制动。应避免休息位屈膝，否则会发生膝关节屈曲挛缩。在进行活动度锻炼时辅以导引呼吸可以有效地增加弯曲程度。骨痂形成后（4 周左右）可配合"引膝痛"导引，即每日 2 小时内来回甩腿 1000 次，有助于康复。通过 7～10 天训练，膝关节屈曲至少要达到 90 度。

（四）踝部骨折的导引康复法

1. 踝关节导引法一

下肢机能较弱时，可采用此导引方法。平卧于床，准备棉被或空纸箱（注意软硬适宜）放在床后，抬高下肢搁置在其上，使膝关节根部放松不受力（图 7-90），然后咬牙、舌抵上腭、吸气、提肛，呼气时放松全身，重复 2～3 次。脚尖先向前绷直，同时

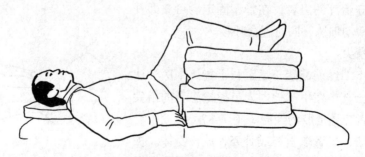

图 7-90　踝关节导引法一

用鼻吸气，然后呼气，脚尖放松回到自然位；脚尖向后收时吸气，放松时呼气，脚尖回到自然位。此一绷一收为一次，10 次为一组，每次做 2～5 组。

2. 踝关节导引法二

下肢机能逐渐恢复后，可采用此导引方法。平卧于床，以臀部顶住墙角，身体与下肢保持 90 度，脚底朝天（图 7-91），然后咬牙、舌抵上腭、吸气、提肛，呼气时放松全身，重复 2～3 次。脚尖先向前绷直（图 7-92），然后向后收（图 7-93），脚尖前绷时用鼻吸气，脚腕放松时呼气；脚尖后收时用鼻吸气，放松时呼气。此一绷一收为一次，10 次为一组，每次做 1～3 组。

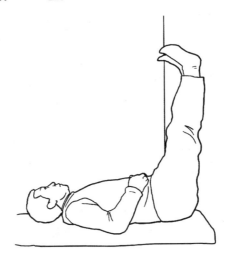

图 7-91 踝关节导引法二（1）

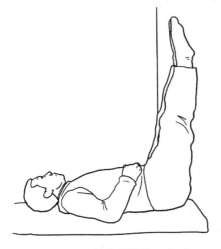

图 7-92 踝关节导引法二（2）

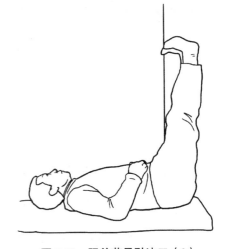

图 7-93 踝关节导引法二（3）

提示：导引时注意膝关节要尽量伸直，这样有助于疏导经筋。

第八章 导引临证应用与组方经验 ▷▷▷▷

第一节 眩晕症导引方

眩晕症（包括头晕）是临床中的常见症状，通常认为主要由内耳迷路水肿、供血不足、颈椎病等所致，以倾倒的感觉为主，或感到自身晃动、景物旋转，同时伴有恶心、呕吐等症状。相关统计显示：65 岁以上生活在家中的老人 50% ～ 60% 有头晕、眩晕症，占老年神经科门诊的 80% ～ 91%。头晕、眩晕会导致患者日常活动障碍和惧怕外出，干扰正常的工作生活。药物治疗眩晕症患者时，其药效及安全性存在差异，用药方案无统一标准。因此，如何科学有效地治疗眩晕症已成为临床研究的重点。

浙江中医药大学附属温州中医院朱文宗团队联合上海传承导引医学研究所严蔚冰、严石卿团队，将中药方与导引方联合，功药相成，发挥患者主观能动性，增强机体免疫力，改善症状，减少疾病复发率，促进前庭功能的康复。

一、眩晕症常见病因（图 8-1）

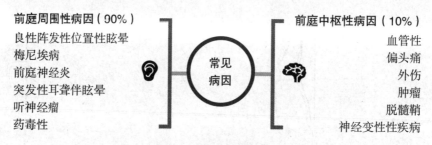

前庭周围性病因（90%）
良性阵发性位置性眩晕
梅尼埃病
前庭神经炎
突发性耳聋伴眩晕
听神经瘤
药毒性

常见病因

前庭中枢性病因（10%）
血管性
偏头痛
外伤
肿瘤
脱髓鞘
神经变性性疾病

图 8-1 眩晕症常见病因

二、眩晕症中药联合导引组方思路（图 8-2）

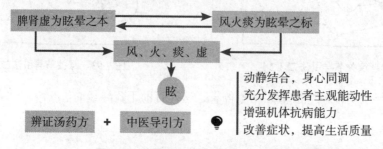

脾肾虚为眩晕之本 → 风火痰为眩晕之标

风、火、痰、虚

眩

辨证汤药方 ＋ 中医导引方

动静结合，身心同调
充分发挥患者主观能动性
增强机体抗病能力
改善症状，提高生活质量

图 8-2 眩晕症中药联合导引组方思路

三、眩晕症导引方

在此前研究的基础上，研究团队针对眩晕症患者制定了止晕定眩导引方。该导引方取自中华中医药学会团体标准《古本易筋经十二势导引法技术规范》中的青龙探爪势，其导引方绿色安全，易于长期坚持，患者依从性强，适用于各年龄段人群，尤其适用于中老年及体力评分较差的患者。

四、典型病例

周某，男，78 岁。

就诊时间：2017 年 11 月 30 日。

患者诉头晕眼花，无恶心呕吐，双目干涩，乏力嗜睡，伴耳鸣，口干夜间尤甚，畏寒肢冷。舌暗红，脉弦。

诊断：望之形体稍肥胖，营养状况良好，行动缓慢。

方药：柴陈泽泻汤加减。

柴胡 15 克　黄芩 10 克　姜半夏 12 克　党参 15 克　甘草 5 克　陈皮 3 克
茯苓 15 克　白术 15 克　天花粉 15 克　泽泻 10 克　天麻 9 克　菊花 5 克
钩藤 15 克

7 剂，日 1 剂，水煎服，分 2 次早晚温服。

2017 年 12 月 7 日二诊：患者诉眼花眼干症状好转，头晕仍明显，耳中鸣叫，口干喜饮。

方药：上方续投 7 剂。

2017 年 12 月 14 日三诊：患者此次复诊时自觉头晕耳鸣明显减轻，仍口干。

方药：上方加知母 10 克，生晒参 6 克。并嘱其练习止晕定眩导引方（青龙探爪势），考虑患者年纪较大，活动不便，嘱其做爪下探动作时必须保持抬头姿态，手掌距离地面 40cm 左右，约在膝盖处即可。

2017 年 12 月 21 日四诊：复诊当日，患者头晕耳鸣症状全然不存，平时偶有头晕发作。刻下症：患者乏力嗜睡，抬眼无力，睡时梦多。舌红，脉弦细，苔薄白。

方药：补中益气汤加减。

炙黄芪 15 克　升麻 15 克　柴胡 10 克　生白术 15 克　当归 9 克　陈皮 3 克
生晒参 6 克　天麻 9 克　钩藤 15 克　炙甘草 5 克　党参 15 克

7 剂，日 1 剂，水煎服，分 2 次早晚温服。并嘱其继续练习止晕定眩导引方（青龙探爪势）以巩固效果。

疗效：患者未再来就诊，1 年后电话随访，患者诉坚持练习止晕定眩导引方（青龙探爪势），练完后觉耳目清明，头晕未再发作。

按语：临证每遇眩晕病因病机错综复杂，此病案中用柴陈泽泻汤，以豁痰、补虚、祛风、清火四方之势齐头并进，速止眩晕。待眩晕症状消除后，病情由繁变简，再缓治其本，用补中益气汤培补正气，辅以止晕定眩导引方（青龙探爪势）以巩固效果，防微杜渐。青龙探爪导引势取自中华中医药学会团体标准《古本易筋经十二势导引法技术规范》，可以疏导足少阳经筋，导引胆经，有利于全身气血运行，以功代药，既能缓解颈肩、脊柱、腰腿的拘紧，又能降低眩晕的复发概率，发挥功药相成、形神同调的作用，临床上简便可行，亦取得了良好的效果。

第二节　腰痛病导引方

随着人口老龄化及生活节奏的加快，人们的运动减少，加之不良的生活方式，腰痛病的发病率越来越高。急性腰痛人群终身患病率高于80%，年患病率可达到30%，慢性腰痛人群发病率为47%。腰痛发作时，严重影响日常生活、学习及工作。所以，及时、规范、系统的治疗会极大提高人们的生活质量，做好防复发工作可降低人们经济方面的支出。无锡易可中医医院筋伤科王杰团队在三峡大学医学院原院长谭德福教授的指导下，联合上海传承导引医学研究所严蔚冰、严石卿团队，通过长期大量的临床实践，将中医导引处方融入治疗体系，在腰痛病的治疗和防复发方面取得很好的效果。从"筋"论治，通过中西医综合治疗，结合易筋经的导引处方，可以达到松筋止痛、柔筋通络、养筋固本之功效。

一、腰痛病常见症状（图8-3）

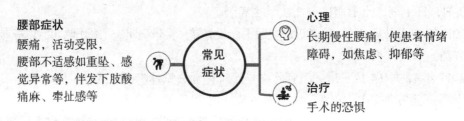

腰部症状
腰痛，活动受限，腰部不适感如重坠、感觉异常等，伴发下肢酸痛麻、牵扯感等

常见症状

心理
长期慢性腰痛，使患者情绪障碍，如焦虑、抑郁等

治疗
手术的恐惧

图8-3　腰痛病常见症状

二、腰痛病中西医综合治疗联合导引组方思路（图8-4）

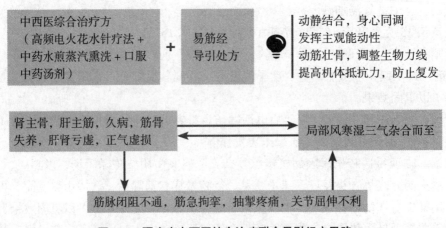

中西医综合治疗方
（高频电火花水针疗法＋中药水煎蒸汽熏洗＋口服中药汤剂）

＋

易筋经导引处方

动静结合，身心同调
发挥主观能动性
动筋壮骨，调整生物力线
提高机体抵抗力，防止复发

肾主骨，肝主筋，久病，筋骨失养，肝肾亏虚，正气虚损

局部风寒湿三气杂合而至

筋脉闭阻不通，筋急拘挛，抽掣疼痛，关节屈伸不利

图8-4　腰痛病中西医综合治疗联合导引组方思路

三、腰痛病导引方

在此前研究的基础上，研究团队引入中华中医药学会团体标准《古本易筋经十二势导引法技术规范》中的打躬势和卧虎扑食势，可达补肝肾、强筋骨的作用。以上两势能增强腰背肌力量，使脊柱两侧肌力平衡，调整生物力线，可维持治疗效果，避免复发；加之疏肝解郁，使身心同调，极大地提高了患者的生活质量。

四、典型病例

病例 1：

黄某，女，50 岁。

主诉：腰痛反复发作 10 余年，加重伴双下肢酸痛 2 年。

现病史：患者自述 10 多年前无诱因出现腰痛，于当地医院就诊，诊断为"腰椎间盘突出症"，予以小针刀治疗，每次治疗后症状缓解，一般 1 个月左右后再发，其间反复发作，后医院建议其手术治疗，患者拒绝。近 2 年，患者症状逐渐加重，出现双下肢酸痛，尤以双膝后侧痛明显，下蹲后起身不利。患者因患病时间较长，疼痛，出现失眠、情绪低落，并有担心自己瘫痪等焦虑状况。

检查：腰椎线检查发现其腰椎棘突序列不齐，腰椎侧弯。双膝 X 线检查只见轻度骨质增生。

治疗：运用谭氏筋伤高频电火花水针加上口服中药，局部疼痛逐渐消除。嘱其长期坚持练习打躬势以补肾健骨，调整生物力线；卧虎扑食势疏肝解郁。

疗效：半年后回访，患者腰痛再未复发，睡眠转好，焦虑症状已消除。

病例 2：

王某，男，72 岁。

主诉：腰部疼痛 3 个月，加重 1 周。

现病史：患者自述 3 个月前因弯腰提重物出现腰部疼痛，自行贴敷膏药后症状改善，近 1 周上述症状加重，右下肢到脚发麻，弯腰后疼痛难忍，睡觉平躺时疼痛，无法入眠，只能侧躺睡觉，影响正常休息，患者情绪焦虑。

检查：患者腰椎侧弯，腰部肌肉僵硬，腰椎活动尚可，$L_{3 \sim 5}$ 棘间、棘旁两侧压痛，放射至右下肢，叩击疼痛。

治疗：运用谭氏筋伤高频电火花水针加上中药定向透药，同时开具导引处方：打躬势补肾健骨，调整生物力线；卧虎扑食势疏肝解郁。离院时患者疼痛消除，偶有麻木。

疗效：1 年后回访，患者腰痛再未复发，麻木消失。

第三节　类风湿关节炎导引方

类风湿关节炎是一种以累及周围小关节为主的多系统炎症性自身免疫病，其特征是对称性、周围性多关节肿痛、晨僵，在我国患病率为 0.32% ～ 0.36%。研究表明，不同强度的锻炼活动有助于保持患者关节的完整性，提高患者的生活质量、功能和参与度，最终达到改善健康的目的。广州中医药大学东莞医院彭剑虹团队联合上海传承导引医学研究所严蔚冰、严石卿团队，以导引康复贯穿于类风湿关节炎的慢病管理，将中药方与导引方联合组方，使得动则生阳，气血以行，经过循序渐进、持之以恒的锻炼，使五脏六腑、十二经脉得到充分的调理，改善症状，巩固及增进药物疗效，从而达到防病治病的目的。

一、类风湿关节炎常见症状（图 8-5）

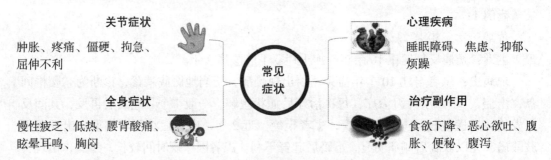

关节症状
肿胀、疼痛、僵硬、拘急、屈伸不利

全身症状
慢性疲乏、低热、腰背酸痛、眩晕耳鸣、胸闷

常见症状

心理疾病
睡眠障碍、焦虑、抑郁、烦躁

治疗副作用
食欲下降、恶心欲吐、腹胀、便秘、腹泻

图 8-5　类风湿关节炎常见症状

二、类风湿关节炎中药联合导引组方思路（图 8-6）

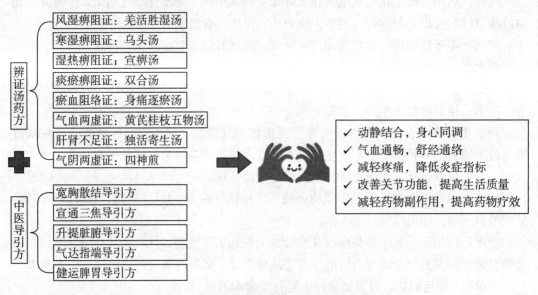

辨证汤药方
- 风湿痹阻证：羌活胜湿汤
- 寒湿痹阻证：乌头汤
- 湿热痹阻证：宣痹汤
- 痰瘀痹阻证：双合汤
- 瘀血阻络证：身痛逐瘀汤
- 气血两虚证：黄芪桂枝五物汤
- 肝肾不足证：独活寄生汤
- 气阴两虚证：四神煎

中医导引方
- 宽胸散结导引方
- 宣通三焦导引方
- 升提脏腑导引方
- 气达指端导引方
- 健运脾胃导引方

✓ 动静结合，身心同调
✓ 气血通畅，舒经通络
✓ 减轻疼痛，降低炎症指标
✓ 改善关节功能，提高生活质量
✓ 减轻药物副作用，提高药物疗效

图 8-6　类风湿关节炎中药联合导引组方思路

三、类风湿关节炎导引方

针对类风湿关节炎患者的常见临床症状，我们依据中华中医药学会团体标准《古本易筋经十二势导引法技术规范》，制定了导引方，包括宽胸散结导引方（韦陀献杵第一

势）、宣通三焦导引方（韦陀献杵第二势）、升提脏腑导引方（出爪亮翅势）、气达指端导引方（三盘落地势）、健运脾胃导引方（收势）。诸导引方动作简单，易于长期坚持，可疏导内脏气血，使之通达四肢百骸。

四、典型病例

叶某，女，57 岁。

就诊时间：2019 年年底。

现病史：患者罹患类风湿关节炎 15 年余，表现为全身多关节肿痛，以双肩关节、双肘关节、双腕关节、双膝关节肿痛为主，疼痛严重时伴肤温升高、晨僵，时间持续半天以上，活动受限。患者先后辗转广州及东莞的西医院就诊，服用激素、消炎止痛药及甲氨蝶呤、来氟米特等免疫抑制剂，其间症状多次反复，并加用托法替布、类克等小分子靶向药、生物抑制剂治疗，因不能耐受免疫抑制剂的副作用，以及治疗效果欠佳，前来寻求中医治疗。

刻下症：全身多处关节肿胀伴局部发热，面色萎黄，神倦，纳差，焦虑，眠差，畏寒怕冷。舌淡胖，苔白，脉沉细弱。

诊断：尪痹（脾肾亏虚）。

治疗：予中药健脾益肾、活血通络治疗，并维持小剂量激素、甲氨蝶呤、来氟米特等免疫抑制剂。患者关节肿胀仍时有反复，红细胞沉降率、C 反应蛋白等炎症指标升高，需间断加量激素至 15 ～ 20mg/d 以控制关节炎症。

2020 年 1 月：患者因关节肿痛加重入院治疗。患者住院期间参加"国家级非遗项目易筋经十二势导引法"患教会，在医生的指导下，每天坚持导引练习。出院后该患者仍坚持每天练习，早晚各一组，重点为韦陀献杵第一势、韦陀献杵第二势、三盘落地势、收势。

经过一个月的练习，患者自觉精神好转，疲劳感减轻，双手逐渐有力，但双膝关节及双肩关节仍有疼痛。根据患者的情况，指导其加强预备势、出爪亮翅势、青龙探爪势、打躬势、掉尾势的练习。

疗效：患者肩及膝关节疼痛感减轻，胃纳、睡眠好转，并且激素减量至 5 mg/d 甚至停用，关节症状得到长期稳定。此后，患者一直将易筋经导引法作为每日康复训练的功课，至今多次复查红细胞沉降率、C 反应蛋白等炎症指标，结果均正常。

五、体会

类风湿关节炎是一种慢性自身免疫性疾病，多关节受累，呈发作与缓解交替，逐渐出现关节畸形、功能障碍。西药治疗主要为慢作用免疫调节剂、抗炎镇痛药物、生物靶向药等，对缓解关节炎症具有显著作用，但停药容易复发，且长期服用有胃肠道损害、肝损害、血液系统损害等副作用。在漫长的治疗过程中，患者的胃肠功能、免疫功能常有衰退的表现，并伴随出现肌肉萎缩、骨质疏松。基于以上的情况，类风湿关节炎被称为"不死的癌症"。

类风湿关节炎在中医学属"尪痹"范畴，主要是由于禀赋不足，风寒湿邪气侵犯，流注关节、肌肉、经络导致气血运行不畅而发病。我们认为正气不足是此类患者发病及病程缠绵的主要原因，正气即人体的免疫功能，有赖于肝脾肾、阴阳气血平衡。

患者坚持练习易筋经导引法，其中韦陀献杵第一势、韦陀献杵第二势、出爪亮翅势、倒拽九牛尾势、收势可调理肺脾，调畅三焦，畅达气血，改善上臂的力量以及肩关节的活动度；三盘落地势屈膝下蹲成马步，可加强下肢肌肉以及腹肌、腰肌、背肌及相关经筋系统的全面锻炼，其卷指、握拳动作可加强手指的握力，旋腕、压掌等动作可改善腕关节的活动度；青龙探爪势、卧虎扑食势、打躬势、掉尾势等可加强背肌、腹肌及相关经筋的锻炼，调畅肝胆，强筋固肾，从而达到健脾益肾、舒经通络的作用。导引干预配合中药补益脾肾的治疗，可明显改善患者的免疫功能及关节功能、肌肉力量，使病情长期处于稳定状态。

第四节　肺癌导引方

肺癌是我国发病率及死亡率最高的恶性肿瘤，发病率呈逐年上升趋势。临床治疗中手术、放疗、化疗、靶向治疗、免疫治疗等现代医学手段使患者的生存期有所提高，但即使是早期患者，仍有 79.8% 的患者在术后受到各种症状带来的困扰。上海中医药大学附属龙华医院肿瘤六科刘苓霜团队、上海市中医医院肿瘤科田建辉团队联合上海传承导引医学研究所严蔚冰、严石卿团队，以国医大师刘嘉湘教授"扶正治癌"学术思想为指导，依据中华中医药学会团体标准《古本易筋经十二势导引法技术规范》，将中药方与导引方联合组方，动静结合，身心同调，充分发挥患者的主观能动性，增强机体抗病能力，改善症状，提高患者生活质量。

第十八届全国中西医结合肿瘤学术大会发表的《益气健脾补肾方联合易筋经导引治疗肺癌术后癌因性疲乏的临床研究》显示：益气健脾补肾方联合易筋经导引能更好地减轻患者的身体与心理疲乏，改善气短、失眠、自汗、盗汗症状，并能提高患者的细胞免疫功能。

一、肺癌常见症状（图 8-7）

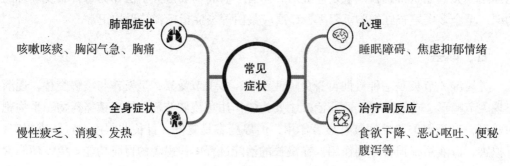

肺部症状
咳嗽咳痰、胸闷气急、胸痛

心理
睡眠障碍、焦虑抑郁情绪

常见症状

全身症状
慢性疲乏、消瘦、发热

治疗副反应
食欲下降、恶心呕吐、便秘腹泻等

图 8-7　肺癌常见症状

二、肺癌中药联合导引组方思路（图8-8）

辨证汤药方 + 中医导引方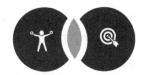

动静结合，身心同调
充分发挥患者主观能动性
增强机体抗病能力
改善症状，提高生活质量

排浊纳清，伸筋行气
濡养脏腑，涵养心性
形神同调，功药并进

肺癌导引康复技术规范
□ 针对肺癌患者的常见临床症状
□ 动作较简单，易于长期坚持
□ 适用于中老年及体力评分较差的患者

图8-8 肺癌中药联合导引组方思路

三、肺癌导引方

作为国内肿瘤防治的先驱，国医大师刘嘉湘先生创立了"扶正治癌"学术思想体系。其"道"为"以人为本，人瘤并重"，提示癌症的治疗目标是提高"人"的生活质量、延长其生存期，消减局部之"瘤"不能以损伤整体正气为代价；其"法"为"扶正治癌，辨证论治"，坚持辨证论治为主的个体化治疗，扶正为主，佐以祛邪，恢复阴阳平衡；其"术"是"形神并调，内外兼治"，要有机整合各种中西医内外治法，重视心身调摄，达到扶正目的。

在"扶正治癌"思想的指导下，上海中医药大学特聘教授田建辉、上海中医药大学附属龙华医院肿瘤六科刘苓霜主任医师与上海传承导引医学研究所严蔚冰、严石卿团队联合建立肺癌术后综合方案，针对肺癌患者的常见临床症状制定了肺癌导引方，包括增强肺功能导引方、增强肠道功能导引方、增强脾胃功能导引方、安神助眠导引方。

诸导引方动作简单，易于长期坚持，患者依从性强，适用于中老年及体力评分较差的患者。

四、典型病例

某患者于2020年11月因左肺上叶腺癌IA期行肺叶切除术，术后常有乏力、睡眠欠佳、体质变差、精神紧张等不适，且偶有消化功能欠佳，由田建辉主任医师处行中药治疗，诸症好转，但睡眠仍时有不佳，尤其是活动精力较手术前仍较差，后在田建辉、刘苓霜、严石卿的指导下于2021年6月进行中药联合导引治疗。

疗效：3个月后，患者精神状态明显好转，体质改善，体力大幅提升，乏力、睡眠欠佳等症状明显好转，生活质量得到明显提升。

按语：导引术的特点是"导气令和，引体令柔"。"肺癌导引方"其导引势柔和缓慢，动静结合，形神合一，通过自主导引，对经筋进行伸展，疏通其气血运行，进而对所属脏器起到良性的刺激作用，提升脏器的功能，协调脏腑之间的关系，以养精、固气、宁神以固先天之本、培后天之精，达到强身健体、益寿延年、养生康复之目的。

第五节　强直性脊柱炎导引方

强直性脊柱炎（ankylosing spondylitis，AS）属临床疑难顽疾，早期常侵犯骶髂关节及破坏椎间盘纤维环，继而可引起全身多关节损害。疾病早期，患者通常不会发现任何不适，或全身症状轻微，可有消瘦、厌食、肢乏以及低热等症状。临床观察发现，患者多数以侵犯骶髂关节为首发表现，逐渐上行累及颈椎及其他关节。AS 可累及机体多个系统，伴发心、肺、肾、眼、耳、神经系统等多种疾病。有学者认为，AS 属于自身免疫病的一种，致残率较高，好发于青年男性。

中医学认为，AS 属于"痹证""大偻"范畴。《素问·生气通天论》云："阳气者，精则养神，柔则养筋。开阖不得，寒气从之，乃生大偻。"邯郸华仁中医医院李利军团队经过长期的临床治疗与观察，认为其病机主要为阳气开阖失司，寒湿乘虚而入，病位在经筋、关节，日久可化热、夹湿，或气血、津液两虚，致使筋骨失养，严重者可致关节融合、变形，失去正常的功能。其主要表现为腰骶、颈项、膝关节疼痛，伴见倦怠乏力、关节晨僵，日久可见驼背畸形等。在治疗上，李利军团队联合上海传承导引医学研究所严蔚冰、严石卿团队，依据中华中医药学会团体标准《古本易筋经十二势导引法技术规范》，将辨治中药方剂与易筋经十二势导引法联合施治，中药以温阳补气、散寒祛湿、益气养血、滋肝补肾等为主，导引以伸筋拔骨、濡养脏腑为主。二者联合施治，动静结合，充分发挥了患者的主观能动性。经临床观察，中药联合导引方治疗 AS 在改善症状、缩短治疗周期及临床痊愈具有明显优势。

一、强直性脊柱炎常见症状（图 8-9）

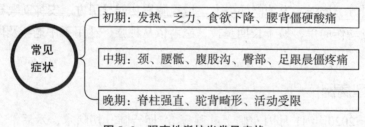

图 8-9　强直性脊柱炎常见症状

二、强直性脊柱炎中药联合导引组方思路（图 8-10）

辨证汤药结合导引方可起到"动静结合，内外合治，扶正祛邪，升阳化气，导引气血，柔筋养骨"之效。

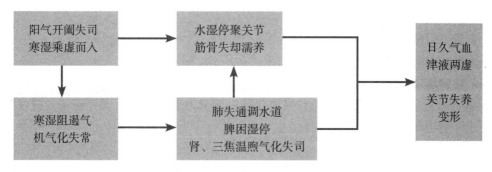

图 8-10 强直性脊柱炎中药联合导引组方思路

三、强直性脊柱炎导引方

在长期观察分析的基础上，研究团队针对 AS 的临床发展阶段分别制定了初期导引方、中期导引方、中晚期导引方。需要说明的是，AS 由于病程长、骨关节损伤轻重不一，患者可根据自身身体条件，循序渐进地进行导引康复，如因关节僵直、变形，导引姿势暂时不能到位时不必强求，但意念须沿经筋循行线路缓缓导引。经临床观察，病变关节会随着导引次数的增加而逐渐变得灵活，中早期患者关节灵活度可完全恢复到正常。待体能增强后，建议患者每日将易筋经十二势导引法完整练习，效果会更佳。

（一）初期导引方

根据骶髂关节 X 线的表现，初期为轻度异常，可见局限性侵蚀硬化，但关节间隙正常。此期导引方出自中华中医药学会团体标准《古本易筋经十二势导引法技术规范》的预备势、第一势、第二势、第六势、第十势和收势。

1. 导引组方功效

交通阴阳，开阖气机；宣发肺气，通调水道；振奋阳气，疏导三焦；滋水涵木，平衡阴阳。

2. 导引组方机制

本病初期为寒湿滞留关节，阳气失其温煦气化功能，致使局部肿痛沉着、畏寒喜暖。导引法预备势通过身体的蜷缩、伸展和一紧一松的大开大合，起到交通阴阳、开阖气机的作用，以此恢复"阳气开阖失司"的致病基础；收势通过培补中焦气血生化之源，调动中焦升降斡旋、平衡阴阳之职，达到以后天养先天和平衡阴阳的目的。《素问·生气通天论》云："阴平阳秘，精神乃治。"由上可见，预备势和收势的重要性不言而喻，故预备势和收势贯穿该病的初、中、末三期，以不再赘述。导引法第一势和第二势通过疏通手太阴肺、手少阳三焦经筋，带动肺主一身之气、通调水道和三焦运行水液、敷布元气的职能，有利于疾病早期的寒湿停聚得以气化、排泄。第六势可疏导足太阳膀胱经筋，膀胱经为诸阳之首、一身藩篱，同时该经筋又是 AS 病位的主发处，根据"经脉所过，主治所及"的原则，导引该经筋可疏通经络，振奋阳气，使寒湿气化。第十势通过疏导足少阴肾经，使阴精生发，濡养筋骨，筋骨安则内壮而拒邪于外，有既病防变，治未病之意。

3. 导引时机

清晨或申时最佳。

4. 注意事项

导引前宜空腹或少食，选择空气清新处；导引力度和姿势宜循序渐进；避风寒雨露，出汗后用干毛巾擦拭。

（二）中期导引方

根据骶髂关节X线的表现，中期为明显异常，存在硬化侵蚀、关节间隙增宽或者狭窄、部分强直等1项或1项以上的改变。此期导引方出自中华中医药学会团体标准《古本易筋经十二势导引法技术规范》的预备势、第八势、第九势、第十势和收势。

1. 导引组方功效

交通阴阳，开阖气机；伸筋拔骨，疏利关节；滋水涵木，平衡阴阳。

2. 导引组方机制

该病发展至中期，病位主要以关节间筋膜肌腱炎性水肿、增殖为主，临床表现为关节疼痛和活动受限明显。少阳主枢，厥阴主筋，《灵枢·经脉》有"胆足少阳之脉……是主骨所生病者""肝足厥阴之脉……是动则病腰痛不可以俯仰"等论述。鉴于此，该期导引组方在预备势、收势、第十势的基础上加上第八势足少阳经筋导引法、第九势足厥阴经筋导引法。导引足少阳经筋，对颈肩、脊柱、腰腿拘紧有缓解作用，也有利于全身气血的运行；气为血之帅，气行则血行，导引足厥阴经筋，通过虎吼疏导肝气，可使气通血行，经筋得到濡养，损伤得到修复。

3. 导引时机

清晨或酉时最佳。

4. 注意事项

导引前宜空腹或少食，选择空气清新处；导引力度和姿势宜循序渐进，卧虎扑食势如不能扑地者，可以参考中华中医药学会团体标准《古本易筋经十二势导引法技术规范》简易卧虎扑食势导引法；导引时避风寒雨露，出汗后用干毛巾擦拭。

（三）中晚期导引方

根据骶髂关节X线的表现，中晚期为严重异常，表现为关节强直严重。此期导引方出自中华中医药学会团体标准《古本易筋经十二势导引法技术规范》的预备势、第八势、第十势、第十一势和收势。

1. 导引组方功效

交通阴阳，开阖气机；伸筋拔骨，疏利关节；滋水涵木，平衡阴阳。

2. 导引组方机制

该病发展至中晚期，病变主要以骨关节间隙狭窄、僵直、融合和骨质破坏疏松为主，临床表现为关节僵直、驼背畸形、活动受限明显。《灵枢·经脉》有"小肠手太阳之脉……是主液所生病者"的论述。《灵枢·决气》又曰："何为液？谷入气满，淖泽注于骨，骨属屈伸，泄泽补益脑髓，皮肤润泽，是谓液。"可见骨及骨属的濡养是靠手太阳之主"液"。AS 随着病变的加重，骨关节及附属组织变性、坏死、粘连乃至骨质疏松，均是由于多种因素造成"液"的注于骨失常，从而骨关节失养而致，当然逆转这一现象，必然也应由此入手。该期导引组方在预备势、收势、第八势、第十势（详解见上）的基础上加上第十一势手太阳经筋导引法，此势导引阳气上升，气化津液，濡养骨骼，长期坚持对骨关节的修复功能有明显作用。

3. 导引时机

清晨或未时最佳。

4. 注意事项

导引前宜空腹或少食，选择空气清新处；导引力度和姿势宜循序渐进，由于此期患者骨关节僵直严重，活动受限明显，导引时可参考中华中医药学会团体标准《古本易筋经十二势导引法技术规范》中的简易掉尾势导引法，其他各势亦可借鉴；导引时避风寒雨露，出汗后用干毛巾擦拭。

第六节　肝癌导引方

原发性肝癌是临床上较为常见的恶性肿瘤之一，其全球发病率及死亡率分别位居全部恶性肿瘤的第五位和第二位。其中我国属于本病的高发地区，占全球发病率和死亡率的 45% ～ 50%。目前临床上常用的治疗方式有外科手术切除、肝动脉介入治疗、局部消融治疗、放疗、化疗、免疫治疗、靶向治疗等。对于早期肝癌患者，外科手术切除治疗是目前为止临床上最有效的治疗方式，然而手术治疗复发率较高，需定期复查、随访；对于晚期肝癌患者，由于恶性程度较高，疾病进展迅速，总体治疗效果欠佳。辅以中医药、针灸联合导引方治疗肝癌，在改善患者体质的同时，能改善患者的身心健康，提高治疗效果，降低药物的不良反应，提高患者的生存质量，延长患者的生存周期。

一、肝癌常见症状（图 8-11）

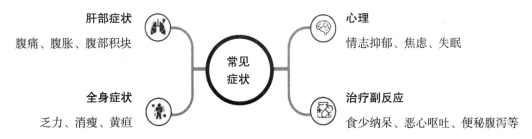

图 8-11　肝癌常见症状

二、肝癌中医药、针灸联合导引组方思路（图8-12）

疏肝理气，调畅气血
舒筋通脉，调养身心
形神同调，针药并进

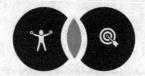

肝癌导引康复技术规范

☐ 针对肝癌患者的常见临床表现
☐ 动作简练，便于坚持，依从性较好
☐ 适用于大多数肝癌患者

图8-12 肝癌中医药、针灸联合导引组方思路

三、肝癌导引方

河北省沧州中西医结合医院王振强团队联合上海传承导引医学研究所严蔚冰、严石卿团队，针对肝癌患者的常见临床表现，在常规治疗及上述治疗的基础上，依据中华中医药学会团体标准《古本易筋经十二势导引法技术规范》，制定了肝癌导引方，包括舒筋通脉导引方、增强肝胆功能导引方、增强脾胃功能导引方。诸导引方动作较为简单，便于坚持，依从性好，适用于大多数肝癌患者。

（一）舒筋通脉导引方

此方出自中华中医药学会团体标准《古本易筋经十二势导引法技术规范》的预备势导引法。

导引功效：疏导任、督二脉。

（二）增强肝胆功能导引方

此方出自中华中医药学会团体标准《古本易筋经十二势导引法技术规范》的青龙探爪势和卧虎扑食势。

青龙探爪势的导引功效：疏导足少阳经筋，导引胆经，有利于全身气血运行，缓解腰腿、肩背、颈项拘紧，对于胆经失调出现的寒热、口苦、胁痛、偏头痛、颈及锁骨上窝肿痛等症状有调理功效。肝与胆相为表里，导引此势还有疏肝利胆的功效，配合卧虎扑食势则效果更佳。

卧虎扑食势的导引功效：疏导足厥阴经筋，导引肝经，吐故纳新，有疏肝解郁的功效，对于肝经不利，气机郁结出现的胸胁胀满、少腹疼痛、情志抑郁、心烦易怒等有调理作用。

（三）增强脾胃功能导引方

此方出自中华中医药学会团体标准《古本易筋经十二势导引法技术规范》的倒拽九牛尾势和收势。

倒拽九牛尾势的导引功效：疏导足阳明经筋，导引胃经，提高胃功能，预防胃肠疾病，对出现的肠鸣腹胀、腹痛、胃痛、腹水、呕吐或消谷善饥、口渴、咽喉肿痛等症状都有调理功效。

收势的导引功效：疏导足太阴经筋，导引脾经，对脾经失调出现的腹胀、便溏、胃脘痛、嗳气、身重无力、下肢内侧肿胀等都有调理功效。

四、典型病例

孙某，男，71岁。

主诉：脘腹胀痛3月余。

现病史：患者于3个月前因胃脘部、右胁胀痛及厌食就诊于当地医院。腹部彩超：①肝内多发实质性病变，肝左叶较大者8.9cm×9.6cm，肝右叶较大者7.1cm×5.2cm。②肝硬化。③胆囊息肉。④脾大。患者及家属拒绝进一步治疗。

既往史：乙肝病史12年。

刻下症：胃脘胀满，右胁胀痛，纳差食少，纳后痞满，大便调。舌质淡暗，苔白微腻，脉沉弦。

中医诊断：肝积（脾虚肝郁，毒瘀蕴结）。

西医诊断：原发性肝癌，慢性乙肝肝硬化，胆囊息肉。

治则：健脾软肝，解毒散瘀。

治疗：自拟软坚解毒汤加味，配合中医导引方：青龙探爪势、卧虎扑食势、收势，每日1～2次。

疗效：诸症皆减，病情稳定，2年后病逝。

按语：此案患者以胃脘、右胁胀痛为主症，经医院检查确诊为原发性肝癌。患者对个人病情不详，认为自己无病，平素有胃疾，不愿住院治疗，同意采用中医药联合中医导引方法治疗。

患者年岁已高，既往有乙肝病患，正气虚弱，加之外受邪毒，或食饮发霉食品、污染之饮水，致肝脾受损，进而气滞血瘀，蕴积久日，而成积块。正如《黄帝内经》所云："正气存内，邪不可干。""邪之所凑，其气必虚。"《难经·五十六难》载："肝之积，名曰肥气，在左胁下，如覆杯，有头足。久不愈，令人发咳逆，痎疟，连岁不已。"《医宗必读·水肿胀满》中描述："肝胀者，胁下满而痛引小腹。"《圣济总录》谓："积气在腹中，久不差，牢固推之不移者……按之其状如杯盘牢结，久不已，令人身瘦而腹大，至死不消。"

肝脾受损，气滞血瘀，瘀血停着，痹阻脉络，故胁痛；肝病乘脾，土虚木乘，脾胃运化失司，升降失常，故见胃脘胀满、纳差食少、纳后痞满；舌质淡暗，苔白微腻，脉沉弦为脾虚肝郁兼有湿毒内蕴之象。

首诊结合病史，四诊合参，辨证为脾虚肝郁，毒瘀蕴结之肝积病，治以健脾软坚，解毒散瘀，方以自拟软坚解毒汤加味。二诊诸症皆减，病情稳定，2年后病逝。

《金匮要略·脏腑经络先后病脉证》云："夫治未病者，见肝之病，知肝传脾，当先实脾。四季脾旺不受邪，即勿补之。中工不晓其传，见肝之病，不知实脾，惟治肝也。"
《医学心悟》提出肝癌的治疗原则："治积聚者，当按初、中、末之三法焉。邪气初客，
积聚未坚，宜直消之，而后和之。若积聚日久，邪盛正虚，法从中治，须以补泻相兼为
用。若块消及半，便从末治，即住攻击之药，但和中养胃，导达经脉，俾荣卫流通，而
块自消矣。更有虚人患积者，必先补其虚，理其脾，增其饮食，然后用药攻其积，斯为
善治，此先补后攻之法也。"

中医药在防治肝癌复发、转移，以及改善中晚期患者症状、提高生活质量、延长生
存期等方面具有明显优势，是原发性肝癌综合治疗中不可缺少的手段之一。此案将中医
药与导引方二者相结合，扶正祛邪，肝脾同治，补泻兼施，身心病同调，在抑制肿瘤生
长的同时，并增强体质，改善症状，提高患者免疫功能，从而延长其生存期。

五、体会

肝癌的病位主要在肝，与脾、胃、胆关系密切。其主要病机是邪毒、痰凝、气滞、
血瘀、湿聚相搏结，损伤人体正气，正气无力抗邪，日久而导致脏腑功能失调，气血运
化功能失司，邪气日久而聚，形成肿块，迁延不愈。肝为将军之官，主疏达全身之气
机，调畅情志，其特点是喜条达而恶抑制。情志刺激如愤怒、抑郁、思虑过度，导致气
机郁滞不畅，肝木失于疏泄，气机郁滞日久形成肿块。脾胃位于中焦，为后天之本、气
机升降之枢纽、气血生化之源。脾胃运化功能失调，水谷精微代谢异常，脾胃运化水液
功能失司，则导致水湿停聚于脾胃，痰湿内生，痰湿蕴久，郁而化热。水谷运化不足，
气血生化失源，脾虚运化气血功能异常，气血运行受阻，导致气血瘀滞。此外，肝木乘
于脾土，肝气郁结导致脾气不舒，日久脾气失于运化，导致脾胃功能失调。痰湿热毒壅
滞于肝胆，加之气机郁滞及瘀血内停，日久而导致肿块的形成。

针对肝癌的治疗，扶正祛邪为根本大法。初期邪气盛而正气未虚，治疗上以攻邪
为主；中期邪盛而正虚，应祛邪与扶正并重，此外肝气乘脾，应肝脾同治；晚期正气衰
微，癌毒扩散，以补虚为主，兼以祛邪，肝脾肾同治。将中医药、针灸与导引方三者相
结合，扶正祛邪，肝脾同治，补泻兼施，身心同调，在抑制肿瘤生长的同时，并增强体
质，提高患者免疫功能，从而延长其生存期。

第七节　慢性胆囊炎导引方

一、基本情况

在"一带一路"的大背景下，"中国－捷克中医中心"是捷克乃至中东欧国家第一
所由政府高层支持，开办在捷克国立医院内部的中医中心，上海中医药大学附属曙光医
院为其对接单位。2015年6月，时任国务院副总理刘延东赴捷克为"中国－捷克中医
中心"揭牌，拉开了中医中心为捷克患者服务的序幕。

6年多来，外派的中国医师团队不忘初心、牢记使命，克服在国外行医的种种困

难，充分开展中医的各项传统技术，通过开展临床诊疗、科研和教学培训等活动，向捷克民众展示中西医结合的优势，为捷克及中东欧国家民众提供中医药的医疗保健服务，弘扬中医药传统文化。至今，中医中心已逐步发展为以首都布拉格为中心，辐射至全捷克多个州的工作体系和模式。中医中心接诊的病种涉及内、外、妇、儿多个领域，但治疗手段受到很多局限，例如草药不全且贵，半夏、麻黄、细辛等均无法获取，"小针刀"等不允许开展。就在这种种客观条件不具备的情况下，中医六艺之一的导引得到了充分的发挥。中医中心关鑫医生除了在一般门诊中加入导引干预的环节，还在患者针灸前先行做一些针对性的导引术，临床观察发现导引能和针灸等其他中医疗法起到协同增效的作用。

二、典型病例

关鑫医生在严蔚冰教授的建议下，开创性地在捷克开展了"中医导引门诊"，或在医院室内，或在医院草地户外进行。导引惠及的患者众多，略有遗憾的是欧洲人特别注意隐私保护，拍照、录像收集病例较为不易。下面我们仅以一位慢性胆囊炎患者的针灸导引协同治疗为例，记录其协同增效的效果。

患者，女，62岁。

现病史：患者有慢性胆囊炎20余年，右上腹部时痛，平均每个月发作一次，痛时放射至右肩胛部。

既往史：曾有谷丙转氨酶轻度增高；捷克西医医院B超示胆囊炎伴少量小结石。

刻下症：胸膈闷滞，腹痛，并有热灼感，泛泛欲吐，纳滞厌食，大便偏溏，舌苔黄腻，脉弦。发作的诱因多为进食油腻等食物、情绪不佳，压力较大时也可诱发（例如与其丈夫闹脾气时常诱发）。

诊断：胁痛（肝胆湿热）。

治则：疏肝利胆，清热化湿。

治疗：针刺太冲、侠溪、阳陵泉、胆囊点、章门、期门、肩井、合谷，每周针刺1次；配合疏肝利胆导引方，即以卧虎扑食势、青龙探爪势为主，平时家里坚持每天导引，早晚各一组。

疗效：经过2个月的时间，10次治疗，患者诉无腹痛发作，此外肝气条达，情志上有明显变化，2个月以来心情愉悦，未再与丈夫闹脾气。

三、体会

慢性胆囊炎是由急性或亚急性胆囊炎反复发作，或长期存在的胆囊结石导致胆囊功能异常所致。其发病基础是胆囊管或胆总管梗阻。临床常表现为上腹不适或钝痛，常于进食油腻食物后加剧，也可伴有恶心、腹胀及嗳气等。B超检查显示胆囊缩小，壁增厚，欠光滑（甚至毛糙），或见强回声团及声影表现。西医常采用手术治疗或行消炎利胆及制酸等非手术治疗，疗效往往不佳，且易复发。

慢性胆囊炎属中医学"胁痛""胆胀"等范畴。胆为六腑之一，为中精之府，肝胆相表里。胆汁排泄，全赖肝之疏泄。若因情志不舒，肝气郁滞，或湿热毒邪犯肝胆，或饮食不节，湿阻中焦，均可影响肝之疏泄功能，以致胆液郁滞，胆腑不通，而为胆胀，出现右肋胀痛、口苦，甚则黄疸。

上述病案中，患者由于时间和经济等因素，只能每周来就诊一次，频度还是有些低的。然而在诊所接受针刺治疗和居家自行完成导引处方完美配合，因此效果较为满意，不仅躯体症状大为减缓，心理状态也调整得非常稳定。

第八节　糖尿病前期导引方

糖尿病前期，亦称糖调节受损，是介于正常血糖与糖尿病之间的糖代谢异常状态，包括空腹血糖受损和糖耐量异常，两者可单独或合并存在。近年的临床研究发现，糖尿病前期不仅有极大风险发展为 2 型糖尿病，且并发心脑血管、肿瘤、抑郁、痴呆等疾病的风险也远高于血糖正常人群。因此，在糖尿病前期阶段采取积极有效的干预，是防治糖尿病及其并发症的重要举措。基于此，湖北中医药大学梁凤霞团队联合上海传承导引医学研究所严蔚冰、严石卿团队，依据中华中医药学会团体标准《古本易筋经十二势导引法技术规范》，制定了"糖尿病前期导引干预法"，倡导糖尿病前期患者积极采用导引康复干预，动静结合，身心同调，增强机体抗病能力，改善症状，提高患者生活质量，且具有简便、安全、无副作用等优势，值得推广。

中医学认为本病多属于"脾瘅""食郁"等范畴。《素问·奇病论》记载："帝曰：有病口甘者，病名为何？何以得之？岐伯曰：此五气之溢也，名曰脾瘅。"首次提出"脾瘅"这一病名。该篇又云："夫五味入口，藏于胃，脾为之行其精气。津液在脾，故令人口甘也。此肥美之所发也，此人必数食甘美而多肥也。肥者令人内热，甘者令人中满，故其气上溢，转为消渴。"可见"脾瘅"是"消渴"发生发展的必经阶段，过食五味是脾瘅产生的直接原因，其病机是中焦运化失常，气机滞塞，痰湿郁而化热。古本易筋经导引法具有疏通经络、调畅气机的作用，其独特的"伸筋拔骨"的运动形式，让全身的筋骨在有意识的拉伸锻炼下，使气血通畅、五脏调和，对糖尿病前期的恢复有很大的益处。

一、糖尿病前期常见症状（图 8-13）

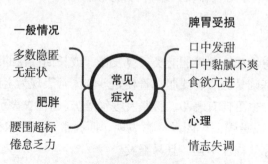

图 8-13　糖尿病前期常见症状

二、糖尿病前期中医导引组方思路（图8-14）

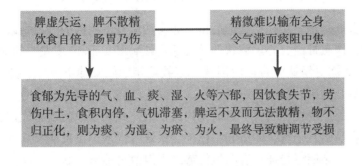

脾虚失运，脾不散精
饮食自倍，肠胃乃伤

精微难以输布全身
令气滞而痰阻中焦

食郁为先导的气、血、痰、湿、火等六郁，因饮食失节，劳伤中土，食积内停，气机滞塞，脾运不及而无法散精，物不归正化，则为痰、为湿、为瘀、为火，最终导致糖调节受损

中医导引方

动静结合，身心同调
充分发挥患者主观能动性
增强机体抗病能力
改善症状，提高生活质量

图8-14　糖尿病前期中医导引组方思路

三、糖尿病前期导引方

在前期对糖尿病研究的基础上，团队针对糖尿病前期常见症状和病机制定了导引方，包括疏肝解郁导引方、强肾固本导引方、增强脾胃功能导引方。其动作简单，易于长期坚持，患者依从性强。

（一）疏肝解郁导引方

此方出自中华中医药学会团体标准《古本易筋经十二势导引法技术规范》的卧虎扑食势。

导引功效：疏导足厥阴经筋，调畅气机。

（二）强肾固本导引方

此方出自中华中医药学会团体标准《古本易筋经十二势导引法技术规范》的打躬势。

导引功效：疏导足少阴经筋，强肾固本。

（三）增强脾胃功能导引方

此方出自中华医学会团体标准《古本易筋经十二势导引法技术规范》的收势。
导引功效：疏导足太阴脾经，促进脾胃的吸收运化，增强脾胃功能。

第九节　更年期综合征导引方

更年期综合征是指妇女在绝经前后由于卵巢功能衰退引起的一系列以自主神经系统功能紊乱为主，伴有神经、心理症状的综合征。该病多发于 50 岁左右的女性。据统计，约有 85% 的妇女被更年期综合征所困扰，多数更年期妇女伴有焦虑、抑郁的情绪，不仅影响妇女的身心健康，而且还影响工作、家庭生活与人际关系，同时发生高血压、冠心病、骨质疏松的危险性也增大。目前现代医学治疗此病多以激素替代疗法为主，但长期的激素治疗容易引发子宫、卵巢和中枢神经系统等出现不良反应及病变。大量研究表明，中医药治疗更年期综合征具有明显优势，可以改善临床症状，提高生活质量，并且副作用小。

中医学认为本病属于"绝经前后诸证"范畴。《素问·上古天真论》云："女子七岁，肾气盛，齿更发长；二七而天癸至，任脉通，太冲脉盛，月事以时下，故有子……七七，任脉虚，太冲脉衰少，天癸竭，地道不通，故形坏而无子也。"可见冲任虚损、肾精不足为本病发生的根本原因，此外还与肝、脾、心三脏有关。女子七七冲任二脉虚损，肾精肾水不足，经化无源，故天癸衰少而竭；肝肾同源，肾水不足则肝阴亦亏，致阴虚内热，相火不敛，易扰动君火，导致心神不安，气血运行不畅。

中医导引有"导气令和，引体令柔"之功效，气和体柔，乃养身调心平性之道。形正、筋柔、气和是导引的三大要素，骨正筋柔，气血以流，动静结合，身心同调，内外兼治，能充分发挥患者的主观能动性，增强机体抗病能力，改善更年期症状，提高患者生活质量。湖北中医药大学梁凤霞团队联合上海传承导引医学研究所严蔚冰、严石卿团队研究表明，习练中医导引法对女性内分泌系统、心血管系统、运动系统、免疫系统和心理健康等都有着积极的影响。

一、更年期综合征常见症状（图 8-15）

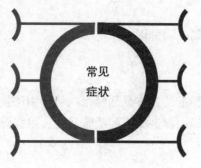

月经
月经紊乱，如月经先期或月经后期，或闭经

血管舒张症状
烘热汗出，眩晕，心悸等

皮肤症状
皮肤干燥，瘙痒，感觉异常，或有蚁行感

常见症状

精神症状
烦躁易怒，情绪抑郁，失眠多梦，健忘多疑等

泌尿生殖系统症状
尿频尿急或尿失禁，阴道干涩，灼热，阴痒，性交疼痛，易反复发作膀胱炎

骨、关节肌肉症状
肌肉、关节疼痛，腰背、足跟酸痛，易骨折等

图 8-15　更年期综合征常见症状

二、更年期综合征中药联合导引组方思路（图 8-16）

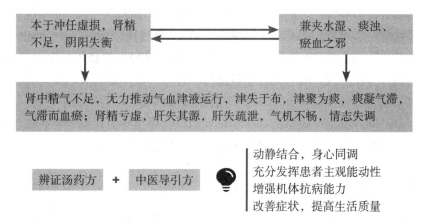

本于冲任虚损，肾精不足，阴阳失衡 ⟷ 兼夹水湿、痰浊、瘀血之邪

肾中精气不足，无力推动气血津液运行，津失于布，津聚为痰，痰凝气滞，气滞而血瘀；肾精亏虚，肝失其源，肝失疏泄，气机不畅，情志失调

辨证汤药方 ＋ 中医导引方

动静结合，身心同调
充分发挥患者主观能动性
增强机体抗病能力
改善症状，提高生活质量

图 8-16　更年期综合征中药联合导引组方思路

三、更年期综合征导引方

研究所团队针对更年期综合征患者的常见临床症状和病机，依据中华中医药学会团体标准《古本易筋经十二势导引法技术规范》，制定了《更年期综合征导引康复技术规范》（图 8-17），导引方包括增强肾功能导引方（打躬势）、增强肝功能导引方（卧虎扑食势）、增强心功能导引方（摘星换斗势）、安神助眠导引方。

导引方动作简单，易于长期坚持，患者依从性强，也适用于各个年龄段想要增强体质的患者。

宣畅气血，展舒筋骸
强身健体，涵养心性
形神同调，功药并进

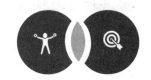

更年期综合征导引康复技术规范
➢ 针对更年期综合征患者的常见临床症状
➢ 动作简单，易于长期坚持
➢ 适用于各个年龄段想要增强体质的患者

图 8-17　更年期综合征导引康复技术规范

第十节　尿频、尿失禁导引方

尿频指小便频数，尿失禁指由于膀胱括约肌损伤或神经系统功能障碍所致的尿液不自主流出。尿频、尿失禁是泌尿系统中的常见疾病，临床上二者常同时并见，可引发多种并发症，如阴部湿疹、溃疡、泌尿系统感染等。流行病学调查显示，中国成年女性尿失禁的患病率为 30.9%，其中 50 ～ 59 岁女性高达 45% 以上。

根据国际尿失禁咨询委员会的推荐指南，尿失禁的西医治疗方法包括生活方式干预、盆底肌训练、膀胱训练、药物治疗和手术治疗等。中医针灸、导引等方法治疗尿频、尿失禁具有优势和特色。湖北省中医院针灸科韦丹团队在继承湖北中医名师李家康教授"补肾祛瘀"学术思想的基础上，联合上海传承导引医学研究所严蔚冰、严石卿团队，依据中华中医药学会团体标准《古本易筋经十二势导引法技术规范》，制定了"尿失禁专科门诊"诊疗方案，以"调神七针法"为核心，以"膀胱五针法"和"温肾八针法"为关键，联合"温阳益肾灸"、中医导引法康复训练，以达到温阳益肾、通督调神、扶正祛疾、身心同养的治疗效果。临床实践表明，针灸与导引相结合可有效改善患者尿频、尿失禁、失眠、焦虑等症状，提高患者的生活质量。

一、尿频、尿失禁常见症状（图 8-18）

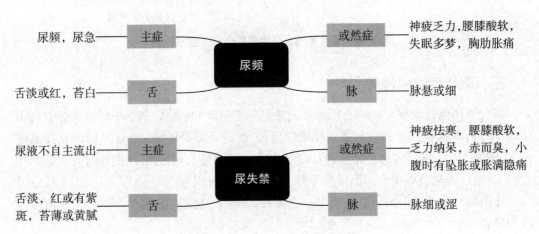

图 8-18 尿频、尿失禁常见症状

二、尿频、尿失禁针刺联合导引组方思路（图 8-19）

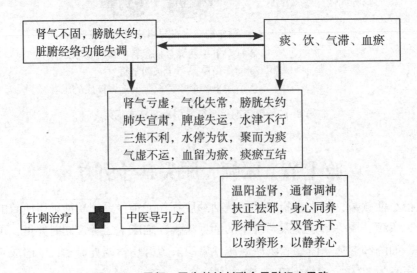

图 8-19 尿频、尿失禁针刺联合导引组方思路

三、尿频、尿失禁导引方

在临床实践中，研究团队针对尿频、尿失禁患者的常见临床症状制定了相应的导引方，包括身心放松导引方、培元益肾导引方、开郁理气导引方、健脾助运导引方。

（一）身心放松导引方

此方取自中华中医药学会团体标准《古本易筋经十二势导引法技术规范》的预备势、韦陀献杵第一势。

1. 导引功效

疏导任督二脉及手太阴肺经，热身活血，宁心安神。

2. 导引时机

清晨。

（二）培元益肾导引方

此方取自中华中医药学会团体标准《古本易筋经十二势导引法技术规范》的九鬼拔马刀势、打躬势。

1. 导引功效

疏导足太阳膀胱经与足少阴肾经，补肾益气，培元固本。

2. 导引时机

清晨。

（三）开郁理气导引方

此方取自中华中医药学会团体标准《古本易筋经十二势导引法技术规范》的卧虎扑食势、青龙探爪势。

1. 导引功效

疏导足厥阴肝经与足少阳胆经，疏肝利胆，理气解郁。

2. 导引时机

清晨和下午。

（四）健脾助运导引方

此方取自中华中医药学会团体标准《古本易筋经十二势导引法技术规范》的韦陀献杵第二势、收势。

1. 导引功效

疏导手少阳三焦经与足太阴脾经，调理三焦，健脾助运。

2. 导引时机

宜在清晨及饭前、饭后导引。

四、典型病例

(一) 尿频病例

程某，女，48 岁。

就诊时间：2021 年 7 月 28 日。

节气：大暑。

主诉：近 2 年来渐发夜尿频多。

现病史：患者近 2 年来渐发夜尿频多，偶有尿急，无尿痛不适，于外院就诊查尿常规示红细胞（＋＋），治疗后症状有所改善。现患者夜尿频多，每晚 3 ～ 4 次，无尿痛等不适，复查尿常规示结果正常。患者平素手足怕冷，易感疲倦乏力，时感小腹坠胀不适，纳一般，眠差，小便清长，大便溏。舌质淡，苔薄白，脉弦细。

治疗：①针刺：以"调神七针法"与"温肾八针法"相配合，穴用风池、百会、玉枕、太阳、神门、内关、三阴交、下髎、会阳、膀胱俞、肾俞。其中下髎、会阳加用电针，予疏密波治疗 30 分钟；风池穴点刺，得气后不留针；余穴平补平泻。针灸治疗每周 3 次，6 次一疗程。②导引方：指导患者习练身心放松导引方及培元益肾导引方，共4 个导引势，每个动作练 7 遍为一组，保证每天练一组。嘱咐患者保持心情舒畅，忌食生冷，避免劳累。

疗效：经过 2 次针灸治疗后，患者即感睡眠改善，夜尿频次减少，经过一疗程共 6 次针灸治疗，症状基本缓解。治疗期间，患者一直坚持每日练习导引方，针引合用，巩固疗效。

按语：《素问·宝命全形论》云"凡刺之真，必先治神"，故针刺以"调神七针法"联合"温肾八针法"为主，配合身心放松导引方及培元益肾导引方，意在调神与治病并举，健脾与补肾同调。导引方包括预备势、韦陀献杵第一势、九鬼拔马刀势和打躬势。四势弛张有度，可疏导任督二脉，调理肾及膀胱功能，宁心安神，故收良效。

(二) 尿失禁病例

贺某，女，53 岁。

就诊时间：2021 年 3 月 5 日。

节气：惊蛰。

主诉：小便不自主流出 7 年。

现病史：患者自诉 7 年前因家中变故而逐渐出现小便不自主流出，跑、跳、咳嗽时小便不自主溢出，听到流水声漏尿，出门需用尿垫。平素畏寒，时感腰膝酸软，情绪抑郁，失眠，纳可，大便可。舌淡，苔薄，脉沉无力。

既往史：抑郁症。

治疗：①针刺：以"调神七针法"与"膀胱五针法"相配合，穴用风池、百会、玉枕、太阳、神门、内关、三阴交、太冲、合谷、中极及中极旁开 1 寸、归来。其中中极旁开 1 寸处与归来加用电针，予疏密波治疗 30 分钟，以针感放射至会阴部为佳；腹部穴位斜刺，风池穴点刺，得气后不留针，余穴平补平泻。同时药灸神阙、关元穴。针灸治疗每周 3 次，6 次一疗程。②导引方：指导患者习练开郁理气导引方与健脾助运导引方，共 4 个导引势，每个动作 7 遍为一组，保证每天练一组。嘱咐患者保持心情舒畅，忌食生冷，避免劳累。

疗效：一疗程针灸治疗后，患者尿液不自主流出的症状减轻，出门可不用尿垫，偶有咳嗽、打喷嚏时尿漏出，纳眠好转。继续巩固治疗一疗程，患者心情愉悦，饮食、睡眠基本正常，偶有少量漏尿，畏寒腰酸症状缓解。治疗期间，患者一直坚持每日练习导引方，针引合用，巩固疗效。

按语：尿失禁，中医学称之为"遗溺"或"小便不禁"，病位在膀胱，与肾、脾、肺、三焦关系密切，治疗以"调神七针法""膀胱五针法"及温阳益肾灸，联合开郁理气和健脾助运导引方，身心同调。导引方包括卧虎扑食势、青龙探爪势、韦陀献杵第二势、收势，一张一弛，促进周身气血津液运行，达疏肝利胆、理气解郁、健脾助运、调理三焦之功。情绪烦躁时加练韦陀献杵第一势以宁心安神。

第十一节　帕金森病导引方

帕金森病是一种常见的中枢神经系统变性疾病，在中老年人中发病率较高，自确诊后平均期望寿命长达 17 年，早期行动迟缓引起生活质量下降，晚期因严重运动障碍甚至会导致完全丧失生活自理能力，为患者及其家庭带来严重的身心痛苦和负担。中国是帕金森病发病的第一大国，预计每年新增帕金森患者约 20 万例，由此产生了诸多社会问题。目前帕金森病的治疗手段以药物治疗、脑深部电刺激、脑起搏器植入及运动康复、心理辅导等综合治疗为主，但目前的疗法尚不能完全治愈本病，且药物治疗后期不可避免地会出现疗效减退、异动症等现象，而手术对言语不清、吞咽障碍、步态障碍等症状的改善作用有限。研究表明，早期运动康复干预可以改善帕金森病患者的运动症状，延缓关节僵硬等进展，明确提高帕金森病患者的生活质量，且该作用是药物和手术所无法替代的。

浙江省立同德医院中医内科周天梅主任团队联合上海传承导引医学研究所严蔚冰、严石卿团队，依据中华中医药学会团体标准《古本易筋经十二势导引法技术规范》，以"导气令和，引体令柔"学术思想为指导，将中医辨证论治与易筋经导引方联合，通过导引经筋来改善气血，荣养筋骨和脏腑，缓解症状，巩固疗效。

一、帕金森病常见症状（图 8-20）

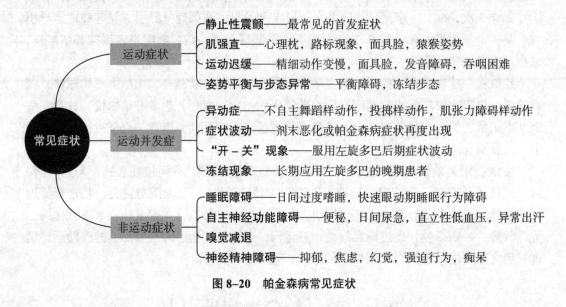

图 8-20　帕金森病常见症状

二、帕金森病中医病机（图 8-21）

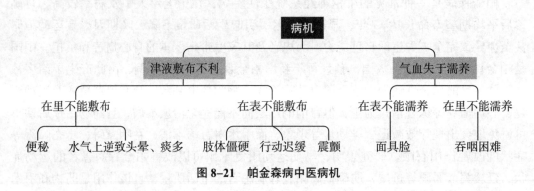

图 8-21　帕金森病中医病机

三、帕金森病导引方

在临床研究的基础上，研究团队针对帕金森患者常见的各类运动症状与非运动症状制定了中药联合导引方，包括"震颤、肢体僵硬疏利气机方""行动迟缓调补精气方""面具脸、吞咽困难补养气血方""便秘清上通下方"。

各导引方针对性强，通过"理筋、调息、专注"以疏导放松人体经筋，且简便易学，可根据患者耐受程度适当降低要求，依从性强，适用于中老年帕金森病患者。

（一）震颤、肢体僵硬疏利气机方

津液在表，敷布不利，凝聚成废水，分布于四肢，形成溢饮，则筋脉失于濡养，发为肢体僵硬、震颤或者肢体水肿。

1. 治则

实则以麻黄温发痰湿，虚则以黄芪温化寒水。

2. 方药

越婢加术汤（麻黄、石膏、生甘草、生姜、大枣、白术）、黄芪桂枝茯苓汤（黄芪、桂枝、茯苓、麦冬、五味子、川芎、生姜、大枣）。

3. 疏利气机导引方

此方出自中华中医药学会团体标准《古本易筋经十二势导引法技术规范》的预备势和九鬼拔马刀势。

（1）预备势

1）导引功效：疏导任督二脉，有助于放松全身筋骨，启动全身淋巴系统，疏利气机，以改善人体气血运行。

2）导引时机：每日晨起后。

3）注意事项：若觉下蹲重心移动不便，锻炼幅度宜小，动作宜慢，并多加练习。咳嗽时感受浊气从丹田内咳出。

（2）九鬼拔马刀势

1）导引功效：疏导足太阳膀胱经，两腋一开一闭，两手一上一下，在转身时脊柱夹紧，有助于加强全身气血运行，调节平衡全身气机。

2）导引时机：每日 15 ～ 17 点。

3）注意事项：导引时下半身保持固定，上半身用力转身夹紧，进行拔伸。高血压、颈椎病患者和年老体弱者，转动的角度应小，且轻缓。

（二）行动迟缓调补精气方

精生气，气生神，久病或年老体虚者精气匮乏，导致脑髓不足，神机失养，筋脉肢体失主，筋脉失于濡养而发为行动迟缓。

1. 治则

滋补心肾，调养津血。

2. 方药

千金大复脉汤（桂枝、炒甘草、生姜、大枣、麦冬、地黄、阿胶、炮附子、远志、黄芩、半夏、茯苓、石膏、饴糖）、千金伤中汤（桑白皮、小麦、地黄、麻子仁、生姜、紫菀、桂枝、人参、炒甘草、川芎、饴糖）。

3. 调补精气导引方

此法出自中华中医药学会团体《古本易筋经十二势导引法技术规范》的打躬势和摘星换斗势。

（1）打躬势

1）导引功效：疏导足少阴肾经，有助于充盈肾气，补益肾精，强健筋骨以改善行动迟缓。

2）导引时机：每日 17 ～ 19 点。

3）注意事项：若觉腰腿无力，可适度锻炼，并多加练习，慢慢会有所改善。

（2）摘星换斗势

1）导引功效：疏导手少阴心经。此势舒伸肩臂颈项，以腰胯为轴，旋转周身气机，升清降浊，对缓解肩颈病症很有助益。左右单举"摘星"有助于调理脾胃。

2）导引时机：午时（11～13点）是手少阴心经经气流注最旺的时候，可在午后小憩后习练本势。

3）注意事项："摘星"时注意手腕神门穴开合，握拳要用力收回，意念关注动作及身体。眼观劳宫穴时，聚焦凝视，如望北斗星辰。

（三）面具脸、吞咽困难补养气血方

若面部肌肉筋脉失于气血濡养，面肌僵直，可出现表情呆板、眨眼减少、眼球转动减少等面具脸症状；口周肌群失于濡养，则涎液失去固摄，可出现涎液在口中积聚，继而溢出；咽部肌肉失于濡养，则协调控制不佳，可出现吞咽困难，进一步发展会出现呛咳，甚至增加误吸感染风险。

1. 治则

补益中焦，健脾生津。

2. 方药

黄芪桂枝五物汤（黄芪、桂枝、白芍、生姜、大枣）、葛根汤（葛根、麻黄、桂枝、白芍、炒甘草、生姜、大枣）、栝楼桂枝汤（桂枝、生姜、炒甘草、白芍、大枣、天花粉）等。

3. 补养气血导引方

此法出自中华中医药学会团体标准《古本易筋经十二势导引法技术规范》的收势和卧虎扑食势，以及本书第七章第一节《帕金森病常规治疗与导引康复》中的咽津导引法。

（1）收势

1）导引功效：疏导足太阴脾经，促进脾胃吸收运化，增强脾胃功能，充养气血，以达周身。

2）导引时机：每日服药前或正餐前10分钟。

3）注意事项：习练时若出现打嗝肠鸣、矢气等现象，属正常反应。

（2）卧虎扑食势

1）导引功效：通过夸张的面部表情练习，放松面部和口腔周围肌肉。

2）导引时机：每日服药前或正餐前10分钟。

（3）咽津导引法

1）导引功效：通过此练习可改善流涎和吞咽困难等症状。

2）导引时机：每日服药前或正餐前10分钟。

（四）便秘清上通下方

中焦升清降浊功能下降，气机不畅，传导无力，或津液失于濡养则肠道干涩，导致大便干燥，排便困难。70% ～ 80% 的帕金森病患者可出现不同程度的便秘。

1. 治则

健脾养津，润肠通便。

2. 方药

桂枝加芍药汤（桂枝、生姜、炒甘草、白芍、大枣）、桂枝加大黄汤（桂枝、生姜、炒甘草、白芍、大枣、大黄）、桂甘寒石芩芍地黄汤（桂枝、炒甘草、寒水石、黄芩、白芍、地黄）。

3. 清上通下导引方

此方出自中华中医药学会团体标准《古本易筋经十二势导引法技术规范》的出爪亮翅势和倒转九牛尾势。

（1）出爪亮翅势

1）导引功效：此导引势为典型的"鸟伸"，仰头、挺胸、收腹，踮脚的同时两臂如翅膀外展，对头面、颈项、肩背都有很好的调理作用，结合呼吸吐纳，有助于增强肠蠕动，增强代谢。

2）导引时机：清晨 5 ～ 7 点。

3）注意事项：双手活动时可能出现肩部酸痛不适，反复伸展有助于改善症状。

（2）倒拽九牛尾势

1）导引功效：可疏导胃经气血，强健脾胃功能。

2）导引时机：早上 7 ～ 9 点。

3）注意事项：左右转身时可能出现腰背部不适，反复练习可有助于改善症状。

四、典型病例

夏某，男，66 岁。

主诉：四肢僵硬 1 年半。

现病史：患者于 1 年半前出现四肢僵硬，伴进食呛咳，步态异常，口齿欠清，口角流涎，情绪焦虑，在外院诊断为帕金森叠加综合征、多系统萎缩，服用美多芭、咪多吡，效果一般。刻下症：患者出汗多，无怕冷怕风，口干口苦，饮水不多（温水），胃纳可，大便秘，质干，五六天一次，小便有味不畅，夜尿三四次，夜寐一般，有梦话尖叫踢腿，梦不多，疲乏，无头晕头痛，偶有胸闷，腰酸背痛，面色黄，面具脸，下眼睑半白半红，舌淡紫有齿痕，苔白厚腻，手潮微凉，脉软，腹部膨隆，下肢血络甲错。体征：面具脸，表情刻板，双上肢肌张力升高，行走迟缓，慌张步态，翻身困难，嗅觉可。

中医诊断：颤病（津亏内热）。

治则：清热养津，润肠通腑。

治疗：桂甘寒石芩芍地黄汤。清上通下导引法以出爪亮翅势、倒拽九牛尾势为主。

疗效：经过 3 个多月的治疗，患者诉大便两三天一次，质干较前明显改善，情绪焦虑缓解。

按语：顽固性便秘是帕金森病患者的常见临床表现。引起帕金森病患者便秘频发的原因主要有以下点：①日常膳食纤维摄入不足。②抗帕金森病药物如抗胆碱能药物、多巴胺受体激动剂等的副反应。③自主神经功能障碍导致结肠运动延迟。本病的主要病机为肠中热结津亏，致使肠腑传导失司。该案患者年老体衰，肝肾亏虚，津精不足，若从六经辨证来说属满、燥、实的阳明病范畴，因此治疗时采用病证结合的方式，临床以清热养津、润肠通腑为基本治法。帕金森病患者因长期运动迟缓、食欲下降等因素，导致中焦的升清降浊功能下降，气机不畅，从而导致肠道的传导不利。另外，由于内有热结，耗散津液不断外泄，若津液失于濡养则肠道干涩，进一步导致大便干燥，以致出现顽固性的排便困难。

本案患者在中药内服清热养津、润肠通腑的基础上，加以易筋经十二势导引法中的出爪亮翅势及倒拽九牛尾势，疏导手足阳明经筋。在内外治疗相结合的方式下，经过 3 个多月的治疗，患者的大便次数及形质明显改善；通过疏利气机，畅达营卫，悦心怡情，患者的情绪焦虑也得到缓解。

第十二节　卒中后抑郁导引方

一、卒中后抑郁概述

卒中后抑郁（post-stroke depression，PSD）属于继发性抑郁症。其精神症状是脑卒中后最常见的并发症之一。临床表现为无愉快感，情绪低落，兴趣减退，反应迟钝，疲劳，缺失主动康复动机和效率。较多的女性患者在早期主要表现为躯体症状，临床就诊时常描述胃部疾病，睡眠障碍，没有食欲，二便不调，疼痛及不由自主的悲伤感，而焦虑和抑郁的症状在患者入院 7 ～ 14 天后逐渐体现。躯体功能障碍和心理社会因素被认为是卒中后精神抑郁症状的两个主要危险因素。

中医学将 PSD 归属于"中风"合并"郁证"范畴，两者虽属两个病证，但它们之间有着密不可分的联系。"郁证"一般认为七情内伤是致病的主要因素。从中医阴阳辨证来说，阳气郁闭是抑郁症发生的重要条件。阳气是人体生命的根本，人们正常的起居生活都需要阳气的卫外和温养，阳气具有推动和温煦作用，可促进人体肢体运动、气血流通、精神爽慧。中风后患者形神受损，言语或肢体会有不同程度的功能障碍，与正常生活形成强烈对比，极易使患者产生巨大的心理落差，出现心情压抑、情绪低落等不良表现。PSD 患者认知功能的缺失会影响生活质量及社会回归，通过单纯药物治疗并不能同时解决 PSD 患者的身心疾患，故改善认知功能的同时，需要情绪调畅及综合性的非药物治疗。非药物治疗也是抑郁症状治疗的代替手段之一，体现中医整体观的"调身""调心""调神"的中医导引法擅长改善焦虑、躯体化和睡眠障碍症状群，可以减少患者的慢性疼痛体验，体现"身心同康"的特点，提高患者的整体生活质量，缓解经济和社会负担，从而为家庭带来福音。

二、卒中后抑郁导引方

中医学认为中医"调神"理论是导引习练过程中的特色所在。导引通过意念运动（活动）以启动人体"气机"控制肢体运动，进一步达到精神与形体和谐协调、经脉气血畅通，进而调节情绪、行为、认知，使人们变得平静和安详，从而达到生物学效应。这种以心意引领肢体动作的运动方式属于中医学"内动"范畴。"导"是对身体"气机"的调控，"引"是对身体的调控，而对于"气"的运行和调控是通过"意"来实现的。总结起来，导引法体现"调神"作用包括意念导引、呼吸导引和形体导引，即"练意""练气""练形"，在此应用时当以"练意"为主导作用。

上海中医药大学康复医学院孙萍萍联合上海传承导引医学研究所严蔚冰、严石卿团队，依据中华中医药学会团体标准《古本易筋经十二势导引法技术规范》，针对 PSD 患者开展临床试验，疗效显著，现总结如下：

针对 PSD 轻症患者的躯体功能障碍、认知与注意力缺失以及情绪失调、临床评估配合程度较差等因素，通过导引"调神"方案，让卒中后患者容易接受并能实践操作。我们在躯体导引方面进行简化，将其分为 3 种不同的姿态完成，即卧势（更多的是静心凝神）、坐势（静息状态主要练习心肺功能）和站立势（主要练习肌肉力量及平衡），并配有舒缓的音乐，以及声音提示的"调神"训练，练习时要求练习者根据语音提示将注意力集中在音频及自己的呼吸上面，放松身体和外在的一切。①深呼吸技术：仰卧位，屈膝，保持腹壁松弛，在呼吸运动过程中专注于当下的运动，保持呼吸深长匀缓，一吸一呼在 10 秒内完成。将注意力集中在呼吸的感觉上，专注于呼吸或呼吸所带动的胸廓及腹部起伏。坐位，同仰卧位呼吸练习。每次练习 20 分钟，每日 1 次。②聆听舒缓的音乐 15 分钟：可选择班得瑞（Bandari）系列曲目，或《醉渔唱晚》《渔樵问答》《平沙落雁》等中国古琴传统曲目。闭眼聆听，想象着身体放松，体验大自然的阳光、空气、青草的香味；想象自己变成海鸥自由翱翔。音量控制以患者自我感觉舒适为度。③观看古本易筋经十二势视频：听音频口令，站位练习韦陀献杵第一势、韦陀献杵第二势分解动作，以及摘星换斗势、收势等分解动作，健侧带动患肢练习，每次练习 10 分钟，每日 1 次。

三、体会

采取导引"调神"方案治疗后，患者在不同的时间点均能有效改善抑郁情况，且随着练习时间的增加，效果越明显。24 项汉密尔顿抑郁量表（HAMD-24）归纳了 7 类抑郁因子，分别包括焦虑/躯体症状、迟缓、体重变化、认识障碍、日夜变化、睡眠障碍及绝望感。治疗前 PSD 患者的抑郁症状主要集中在焦虑/躯体化、迟缓、睡眠障碍及绝望感等方面，在经过周期性的治疗后，患者精神及躯体焦虑症状如心神不宁、出汗、口干等得到明显缓解，睡眠质量得到提高，入睡困难情况好转，夜间惊醒的次数逐渐减少，躯体症状如疲劳感、胃肠症状均有改善。此外，患者也能逐渐重拾信心，对自主配合训练恢复肢体功能充满希望，且能够主动完成个人基本的日常事务和卫生清洁，对工作学习等活动也逐渐恢复了兴趣，卒中后的康复疗效显著提高，减轻了家庭负担以及患者自身疾苦。因此，及早识别卒中后抑郁的发生并进行预防性治疗，对推进患者康复进程，降低自残自杀比例，提升患者生活质量至关重要。导引法结合康复治疗对 PSD 患者的大脑局部信息处理效率具有显著优势。经导引"调神"方案治疗后，PSD 患者的大脑网络功能连接增强，在 β、δ、θ 波段大脑整体信息处理效率增强。

第十三节　失眠导引方

睡眠是人生命中不可缺少的重要一环，是生命的需要，睡眠的质量对于人体健康起着至关重要的作用。若睡眠不足，人体便会出现各种各样的不适反应，如胃口不好、手足乏力、头昏头晕、注意力不集中、心悸心慌、情绪不稳定，失眠时间一长，还出现怕风怕冷、易感冒、情绪低落、焦虑、记忆力下降，或更多的躯体不适的表现，不仅严重影响生活质量，也影响了人们的工作及学习效率。

一、失眠常见症状（图 8-22）

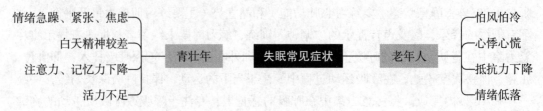

图 8-22　失眠常见症状

二、失眠常见病因（图 8-23）

人的寤寐变化以人体营、卫气的运行为基础，其中与卫气的运行最为相关。《灵枢·卫气行》说："故卫气之行，一日一夜五十周于身，昼日行于阳二十五周，夜行于阴二十五周，周于五脏。"《灵枢·营卫生会》也说："卫气行于阴二十五度，行于阳二十五度，分为昼夜，故气至阳而起，至阴而止。"由此可见，随着阳气的盛衰变化而人出现醒寐，白天精神而夜间安静。卫气行于阴，则阳气尽而阴气盛，故形静而入寐；行于阳，则阴气尽而阳气盛，故形动而寤起。所以《灵枢·营卫生会》说："营卫之行，不失其常，故昼精而夜瞑。"

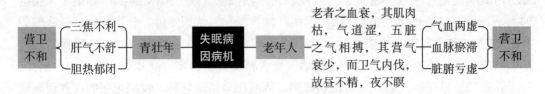

图 8-23　失眠常见病因

三、养神安眠导引方

广东省中医院杨志敏团队联合上海传承导引医学研究所严蔚冰、严石卿团队，运用国家级非物质文化遗产"古本易筋经十二势导引法"和上海市非物质文化遗产"坐姿八段锦导引法"，面向不同年龄、不同体质的人群，进行导引干预，调营理卫，增强脏腑功能，充盈气血，改善睡眠。

（一）疏肝解郁静心安神方

此方出自中华中医药学会团体标准《古本易筋经十二势导引法技术规范》的韦陀献杵第二势、青龙探爪势、卧虎扑食势。

1. 适用人群

体力尚可的青壮年。

2. 导引功效

该方可疏导三焦经、肝经、胆经，使肝气通畅，三焦气机升降有序，则情绪平复，营卫调和，睡眠安稳。

3. 导引时机

清晨或下午。

（二）调理脾胃充盈气血方

此方出自中华中医药学会团体标准《古本易筋经十二势导引法技术规范》的倒拽九牛尾势、收势。

1. 适用人群

体力尚可的老年人。

2. 导引功效

该方可疏导脾胃经，调理脾胃，使气血得以化生，血脉充盈，血得气则运，血脉瘀滞自除，营卫之气得以通畅，则睡眠可安。

3. 导引时机

午饭前。

（三）安神助眠导引方

此方出自"坐姿八段锦导引法"的叉手双虚托导引法、低头攀足频导引法、背后摩精门导引法。

1. 适用人群

体力欠佳的老年人。

2. 导引功效

该方可舒缓身心，稳固睡眠。

3. 导引时间

睡前或起床前。

对于青壮年而言，古本易筋经十二势导引法可选择多习练青龙探爪势、卧虎扑食势来导引肝胆经，疏利肝气，疏肝解郁，推动血气运行。年老体弱者常为脏腑亏虚，尤其以脾胃肾为主，因此可以多习练倒拽九牛尾势、打躬势、收势或"坐姿八段锦导引法"的叉手双虚托导引法、低头攀足频导引法、背后摩精门导引法来导引脾胃肾经，以健脾养胃固肾，活血运气，使睡眠更加稳固。

第十四节　盆腔炎导引方

一、急性盆腔炎概述

急性盆腔炎在中医古籍中无此病名记载，根据其症状特点，可归属于"热入血室""带下病""妇人腹痛""癥瘕""产后发热"等范畴。

（一）病因病机

本病主要机制为湿、热、毒交结，邪正相争于胞宫、胞脉，或在胞中结块，蕴积成脓。

（二）治疗原则

本病以中西医结合治疗为主，西医治疗以抗生素为主，中医治疗以"急则治其标"为原则，治以清热解毒利湿、凉血行气止痛以祛邪泄实。合并癥瘕脓肿者，又当解毒消肿排脓、活血消癥散结，必要时采取手术治疗。

（三）中医分型论治

热毒炽盛证用五味消毒饮合大黄牡丹汤以清热解毒，凉血消痈；湿毒壅盛证用银翘红酱解毒汤以解毒利湿，活血止痛；湿热蕴结证用仙方活命饮去穿山甲、当归、皂角刺，加蒲公英、败酱草、薏苡仁、土茯苓以清热利湿，活血止痛。

二、盆腔炎性疾病后遗症概述

盆腔炎性疾病后遗症在中医古籍中无亦此病名记载，根据其临床表现，可归属于"癥瘕""妇人腹痛""带下病""月经不调""不孕症"等范畴。

（一）病因病机

本病病因较为复杂，但可概括为湿、热、瘀、寒、虚五个方面。湿热是本病主要的致病因素，瘀血阻遏为本病的根本病机。

（二）治疗原则

治疗以活血化瘀、行气止痛为主，配合清热利湿、疏肝行气、散寒除湿、补肾健脾益气等治疗。在内治法的基础上，还可配合中药直肠导入、中药外敷、中药离子导入等综合疗法，以提高临床疗效。

（三）中医分型论治

湿热瘀结证用银甲丸以清热利湿，化瘀止痛；气滞血瘀证用膈下逐瘀汤以疏肝行气，化瘀止痛；寒湿瘀滞证用少腹逐瘀汤合桂枝茯苓丸以祛寒除湿，化瘀止痛；气虚血瘀证用理冲汤去天花粉、知母合失笑散以益气健脾，化瘀止痛；肾虚血瘀证用温胞饮合失笑散以温肾益气，化瘀止痛。

三、盆腔炎性疾病导引组方思路

盆腔炎性疾病的调养涉及任督、肾、肝、脾、三焦，杭州市中医院赵宏利主任联合上海传承导引医学研究所严蔚冰、严石卿团队，依据中华中医药学会团体标准《古本易筋经十二势导引法技术规范》，将中医辨证论治与易筋经导引法联合组方，取得了较好的疗效。其中导引组方如下：

1. 预备势

功效：疏导任脉和督脉。

2. 卧虎扑食势

功效：疏导足厥阴经筋，导引肝经，有疏肝解郁的功效。

3. 打躬势

功效：疏导足少阴经筋，导引肾经，有固肾壮腰的功效。

4. 韦陀献杵第二势

功效：疏导手少阳经筋，导引三焦经，可助通调水道，消除疲劳。

5. 收势

功效：疏导足太阴经筋，导引脾经，有醒脾养胃的功效，可预防脾胃相关疾病。

附录：

中华中医药学会团体标准《古本易筋经十二势导引法技术规范》宣贯

2018年3月23日，由上海传承导引医学研究所、上海中医药大学、湖南中医药大学联合申报的中华中医药学会团体标准《古本易筋经十二势导引法技术规范》正式发布。2018年4月2日，《中国中医药报》头版报道《中华中医药学会发布首个传统医药非遗标准》。

多年来，上海传承导引医学研究所依照《中华中医药学会团体标准管理办法》等文件精神，积极开展《古本易筋经十二势导引法技术规范》的宣贯落实工作。

一、中医导引宣贯进校园

国家级非遗易筋经十二势导引法的特点是针对人体十二组经筋进行系统性的疏导锻炼，能有效增强青少年的筋骨状态，使体格结实、身形挺拔。此外该方法还有助于缓解老师们由于久站、久坐引起的肩周炎、腰椎间盘突出、膝关节损伤等病症，可将工作、学习中产生的疲劳，于日常导引中及时消除。

上海传承导引医学研究所组织专家面向全国大、中、小学开展"中医导引非遗健康进校园"公益活动，通过传习非遗技法，传递健康理念，帮助师生增强体质、提高免疫力。项目自开展以来，已在全国84所大、中、小学（含乡村希望小学、特教学校）建立非遗健康传习点，培养了千名非遗健康辅导员（老师）和非遗健康小领队（学生），指导学校开展中医非遗相关文化、理论、实操和社会实践等方面的传习工作。该活动覆盖沪、皖、赣、冀、陕、甘、宁、青、鄂、闽、湘、川、渝、黔等十余个省区，惠及师生逾十万人。

在文化和旅游部非物质文化遗产司的支持与指导下，由《中国青年报》主办、中国青年网承办的2021年"非遗进校园"实践案例征集展示活动中，由上海传承导引医学研究所申报的"中医导引非遗进校园项目"入选2021年度"全国非遗进校园十佳创新实践案例"。

二、中医导引宣贯进社区

"古本易筋经十二势导引法"的每一势都针对性地疏导人体一条经筋，濡养相应的经络和脏腑，加之不受练习场地和时间的限制，可及时消除身心疲劳，非常适合现代人学习使用。十余年来，代表性传承人严蔚冰、严石卿带领团队开展非遗进社区、进乡村、进楼宇活动，传习覆盖人数超过百万。

2020 年上海传承导引医学研究所开展的《"国家级非遗易筋经导引法传习 80 万人"工作案例》被上海市卫生健康委员会授予"新时代健康上海建设示范案例"。

2022 年上海市卫生健康委员会开展"中医导引促健康行动"，先后开展"千人同练中医导引"和"万人同学中医导引"活动。《人民日报》健康客户端"专门开辟"跟非遗传承人学中医导引"栏目，号召国人学导引，促健康。

为了更广泛地开展健康宣教和导引宣贯，上海传承导引医学研究所严蔚冰教授应邀参与《上海市民运动健康知识手册》的编写，并组织团队拍摄"健康上海"系列宣传片。2022 年，严蔚冰荣获"上海市爱国卫生运动 70 周年纪念证书"。

三、中医导引团体标准指导临证应用

中医非遗传承弘扬和标准宣贯需要团队的力量，更应为临证应用提供指导。严蔚冰、严石卿参与到全国中医（临床、基础）优秀人才研修班的教学中，与全国中青年医生、教授进行了近距离的交流与学习，深切感受到他们有文化、有信仰、有专业、有抱负，中医之未来就肩负在他们身上。为了更好地开展非遗传承弘扬和导引标准宣贯工作，国家级非遗代表性传承人严蔚冰教授收徒 55 人，其传承弟子专业涵盖生命科学、功能神经外科、骨科、神经内科、泌尿外科、针灸、康复、妇科、血液科、眼科、肿瘤科、肾内科、儿科、脑病科、皮肤科、肺病科、中医方药、治未病等近 20 个领域。上海传承导引医学研究所与湖北省中医院、安徽中医药大学（国医馆）、东莞市中医院、无锡易可中医医院等临床机构合作，建立了非遗传承教学基地，通过收徒授艺，在院内开展非遗健康传习，指导开展临床研究和应用，使中医导引更好地服务于社会。《中医导引学》第八章就由来自全国各中医药院校和医院的十余位"优才"专家参与编写，将导引方与药方、手术、针灸等相结合，形成组方，为导引回归临床开了个好头。临床应用中不再是让患者简单地操练全套导引法，而是根据"三因制宜"原则，制定更有针对性的导引组方，功药并进，形神同调。

四、小结

从城市到乡村，从学校到企业，从健康宣教到临证应用，非物质文化遗产需要"见人见物见生活"的活态化传承，更需要引领、带动年轻一代成为传承的主力军。多年来，非遗代表性传承人严蔚冰、严石卿倾注了大量的心血，结合中华中医药学会团体标准《古本易筋经十二势导引法技术规范》的宣贯工作，培养了一支"专业精湛、文化自信、向上向善"的中医导引非遗传承人团队。通过数十年的坚守和付出，古老的中医导引再度焕发活力，"熔古铸今"，更好地服务于当今社会，成为推动"健康中国"落实的有力抓手和"健康上海"的文化名片。